少林中醫教你

養脊椎
練核心

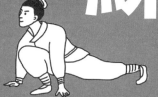

正筋骨，治未病
腰堅強，自脊養

少林寺醫藥研究中心負責人

禪一 醫師———著

序
Preface

　　建於北魏孝文帝太和十九年（西元495年）的少林寺，為中國禪宗祖庭，亦為中華民族武學創始之地。達摩面壁，肇創禪宗；寺僧佐唐，弘傳武學。少林寺建寺1500餘年來，歷代高僧續佛慧命、薪火相傳，嚴格保持著佛教的傳承法脈，為中國佛教的律宗、禪宗奠定了基石，為佛教的中國化和中外文化的交流、融合、創新做出了開拓性的貢獻。同時，少林寺還形成了博大精深、個性鮮明的少林文化體系，而少林功夫文化、少林禪醫文化等皆是少林文化體系的重要組成部分。

　　眾所周知，僧人們的修行，需要健康的身體做基礎，「身體不行，修行難提高」。而修練少林功夫，則能夠強身健體。少林文化的一禪一武，一靜一動，對統一身心和諧是最有效的途徑，因此少林寺主張通過禪武修練達到身心和諧，而人的身心和諧，也就是健康的根本。

　　少林寺的養生是在參禪的基礎上建立起來的。少林寺建寺之初，眾僧長期靜坐不動，影響了全身血液循環，造成筋絡不暢，久瘀成疾。不僅有礙身體健康，還難以對付山林中的猛獸威脅和盜賊侵犯。於是，僧人們在學禪的同時開始習武，並充分利用嵩山豐富的藥材資源，吸收有效的民間醫療方法，不斷積累用藥經驗，逐步形成了許多秘方。僧人們在練武的同時，發現許多功法具有健身和醫療的雙重作用，又逐步推演出了氣功療法、推拿療法和點穴療法。

　　在少林功夫成為僧人們學佛修禪的方式以後，僧人們又反過來將自己佛教徒的生活方式和精神追求，用以修習少林功夫，寓靜於動，使少林功夫的內涵和品質得以提升，達到「禪武合一」的境界，使得身心協調一致，「心無所

住」。而佛門醫學養生理論是建立在「根（生理）—識（心理）—塵（社會環境）」三者相統一的醫學模式上的，與現代醫學發展頗有共通之處。少林功夫正好符合這一養生模式，既能調整身心，又能解決內心的煩惱與魔障。所以說，習練少林功夫不僅僅能強身健體，亦具有「防病，診病，治病」的養生價值。

　　最後，衷心地感謝長期以來關心和支持少林文化事業發展的仁人志士，並希望大家繼續關注、支持少林文化事業，共同開創少林文化事業新局面。

　　是為序！

釋永信

嵩山少林寺方丈室

前言 關注龍骨
—— 關愛脊椎健康

隨著社會發展、科技進步，人們在生活水平不斷提高的同時，養生保健意識也日益增強。在眾多的養生方法中，脊椎保健就是一顆華彩獨特但尚未被人全面發掘的珍珠。

脊椎在中國古代叫作龍骨，是人體的中軸支柱，也是人體骨骼結構中最重要、最複雜的部分。它維繫著人體的直立狀態；緩解吸收重力及外來壓力；保護著脊髓、神經及胸腹腔內臟器官；也是人體運動系統的中樞。但是，在人們的傳統保健概念中，對於脊椎健康的知識參差不齊，古代大多數骨科醫師也停留在有病治病的狀態，卻並未深入到未病先防的領域。

從進化的角度來看，生命發展到脊索形成花費了五億年，而人類從脊索形成脊椎站起來卻只有250萬年，脊索和脊椎雖然只有一字之差，生理機能和功能狀態卻是大相徑庭。從在母體孕育，到抬頭、坐起、站立、蹣跚地走，我們神奇地開始昂首挺胸，卻不知脊椎也在頑強應對不斷的挑戰中承受著負擔和傷害。二十六節椎體有著上億種運動模式，這中間難免會有「當機」的現象發生。

這種「當機」現象會給我們帶來一系列痛苦：比如持續的頸肩腰腿痛、駝背、脊椎側彎、「O」形腿、「X」形腿、頭痛、眩暈、失眠、血壓高、咽喉炎、消化不良……大量臨床科學研究證實，80%以上慢性疾病與脊椎異常、脊神經被壓迫有很大的關連！

這樣的結果是多麼觸目驚心！然而脊椎這麼重要，我們卻經常只是使用而不會主動地去維修和保養。只有當我們病入膏肓，不得不求助於醫師的時候，才忽然發現它的重要性，早知如此，何不及早預防：調整心態——正心；擺正

姿勢——正骨；強健筋脈——正筋。心正骨正，骨正筋柔，身體何來疾病？

在林林總總的少林養生功法中，就有許多利於脊椎保養的動作，尤其是少林八段錦、易筋經，其最初的創立就是對身體抻筋拔骨，對人體的十二經筋進行疏導和貫通，使筋壯則強，筋舒則長，筋勁則剛，筋和則康，從而達到氣血流通，關竅達利，陰平陽秘，祛病強身的目的。

渡人先渡己，強心先強身，祝大家龍骨健康，自心澄明。

禪一

於河南中醫藥大學慎獨庵

目錄

第四章　脊椎養護：胸椎篇

第七章　脊椎養護：生活起居篇

第八章　脊椎養護：兒童篇

第一章

你的脊椎需要保養

脊椎的構造與功能

在現實生活中，我們常常稱一個組織或集體的重要力量為中流砥柱。而在人體中，也有這樣一個承擔著來自方方面面壓力的中流砥柱，那就是脊椎。

自古以來，我們的老祖宗就十分重視這個支撐我們身體的「頂梁柱」，驕傲地稱其為男人的龍脈、女人的鳳骨，因為脊椎就像一條長龍一樣，從上到下，將我們的身體串接起來，其尊貴的地位可見一般。

在美國，平均每4000人就擁有一位專業的脊椎矯正醫師，專門治療和預防脊椎相關疾病。

在全世界，已有80多個國家設立了脊椎矯正專科，並有十餘個國家開辦了專門的脊椎矯正大學。

由此可見，從古而今，從中到外，人們普遍重視脊椎的保養和相關疾病的治療，這是為什麼呢？

要瞭解其中的秘密，先來認識一下我們的脊椎。

脊椎的構造

簡單地說，我們的脊椎是由頸椎、胸椎、腰椎、薦椎、尾椎組成，由韌帶、關節及椎間盤連接，構成了人體的中軸。

在正常情況下，脊椎有4個生理性彎曲，從側面看呈S形，即頸椎前凸、胸椎後凸、腰椎前凸和薦椎後凸。

為了更穩定地兩兩連接，這些脊椎骨並非整齊劃一的光滑圓柱體，它們就像積

木一樣，通過各種表面突起與凹陷形成關節，再輔以韌帶、椎間盤，使得脊椎環環相扣、緊密相連。

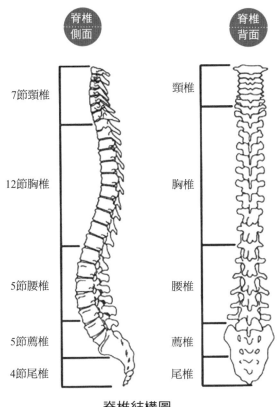

脊椎結構圖

1. 脊椎的硬組織——椎骨與骨盆

椎骨共有33節：頸椎7節，胸椎12節，腰椎5節，薦椎5節，尾椎4節。但事實上，由於五個薦椎融合成了1節，4節尾椎又融合在一起，所以我們一般稱有26節椎骨。在脊椎的最下面，薦椎、尾椎與2塊髂骨一起組合成整條脊椎的底座——骨盆。

椎體主要用來承受椎骨的重量，由頸椎開始向下，椎體逐漸增大，呈現為不同類型的圓柱狀。

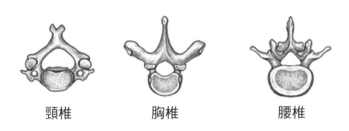

| 頸椎 | 胸椎 | 腰椎 |

　儘管脊椎骨形態各異，但基本是由椎體、椎弓、突起3個部分組成的。

　椎弓短而細，呈弓形，主要連接椎弓根和椎弓板兩個部分。每一個椎體和椎弓圍成的孔稱為椎孔。

　突起是由椎弓上發出的，每個椎體都計有棘突1個，橫突、上關節突、下關節突各1對。橫突和棘突是脊椎肌肉和韌帶的附著處，產生良好的槓桿作用，可以增加脊椎的堅固性和穩定性。

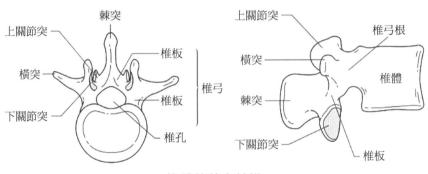

椎體的基本結構

2. 支撐脊椎的堅強助手——韌帶和肌肉

　即使再堅強的頂樑柱，若沒有支撐物來幫助穩固，也會因失去重心而倒下。不過，如果左右搖擺的頂樑柱用兩根繩子捆綁後，以相反方向斜拉固定在地面上，就會立刻穩定。脊椎的穩定性也是如此，儘管脊椎結構較為簡單，但若脊椎周圍肌肉和韌帶足夠結實，就可以保持脊椎的健康。

　韌帶是連接椎體與椎體之間關節穩定性的主要結構。它就像一塊膠帶，緊緊地

貼在椎體之間，產生穩定作用，並減輕椎間盤的負擔。肌肉也是減輕椎間盤負擔的重要「守護神」，可通過運動訓練增強其肌力，所以在脊椎保養中肌肉實際上比韌帶更重要。

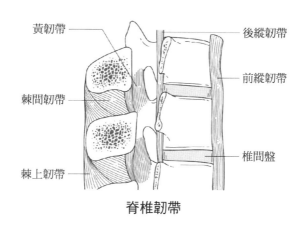

脊椎韌帶

3. 脊椎及全身活動的樞紐——脊椎關節

脊椎關節主要是指後關節，其作用是連接上下椎體的後部支撐，左右對稱存在，與前面的椎體正好形成一個三點穩定結構。與椎體主司承載功能相反，脊椎後關節的主要功能是控制椎體及脊椎的運動方向，也有承受負荷的作用。

脊椎關節的協調能力是至關重要的。儘管其很少失誤，但也可能出現萬一，大多源於兩種情況：

一是突然強加給脊椎過大的負荷，超越了脊椎可以承受的範圍，可能導致關節的平衡紊亂和崩潰。如雅典奧運會舉重冠軍張國政就是在挺舉時出現腰椎平衡失穩，險些與冠軍失之交臂。二是由於患者活動量少，肌肉韌帶的協調反應能力較低，對於簡單的活動也可能出現協調反應不及，甚至造成關節平衡紊亂，導致脊椎關節錯位或損傷。

前者發生的狀況比較常見，任何人群都可能出現；但後者的發生則往往是白領階級，常常因為簡單、微小的動作引發，諸如彎腰、取物、洗澡、如廁等日常動作，甚至咳嗽、打噴嚏等都可能成為「導火線」。由於人們逐漸習慣以散漫懶惰的

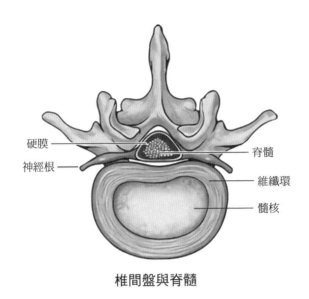

硬膜

神經根

脊髓

纖維環

髓核

椎間盤與脊髓

坐姿工作和生活，因此我們不能不在此多加注意。

4. 減少脊椎之間撞擊作用的裝置 —— 椎間盤

椎間盤是指椎體與椎體之間的「軟骨」。假如沒有這些軟骨，脊椎運動時椎體之間就沒有緩衝作用，會像石頭一樣互相撞擊，這時脊椎根本不可能自由活動。

所以，幸虧椎體之間有了椎間盤，我們的脊椎才能在不受撞擊的情況下完成各種活動。椎間盤的結構可以抵抗壓力，其中央內部有像「果凍」一樣柔軟的蛋白質，我們稱它為髓核。組成髓核的蛋白質90%以上為水分，所以非常柔軟而有彈性，當脊椎受到壓力時，椎間盤就像柔軟的坐墊一樣產生緩衝作用。

保護椎間盤髓核的是纖維環，它具有堅韌而良好的彈力，所以被包裹的髓核在一般的衝擊力作用下是不會破裂的。但一旦人體退化，加上外力的介入，髓核脫出纖維環，壓迫神經根，形成臨床症狀，就稱為椎間盤突出症。

5. 又粗又長的訊息中樞神經系統 —— 脊髓和脊神經

脊椎由前方的椎體和後方的椎弓兩個部分連接而成，中央有很大的孔洞，也就是椎孔，每節椎體的椎孔連起來後形成一個上下直通的管道，稱為椎管。椎管內有粗長的神經通過，就是我們常說的脊髓。脊髓連接全身各處的神經，所以又被稱為

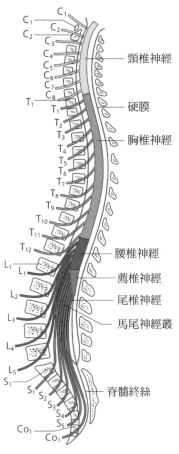

頸椎神經

硬膜

胸椎神經

腰椎神經

薦椎神經

尾椎神經

馬尾神經叢

脊髓終絲

脊椎神經

中樞神經。

　　由脊髓又分出31對脊神經，即頸椎8對、胸椎12對、腰椎5對、薦椎5對和尾椎1對，將大腦和脊髓的中樞指揮訊息傳遞給四肢百骸，並將四肢和臟器的訊息反饋給脊髓和大腦，所以脊神經是非常重要的訊息傳遞通路。我們的心臟、胃、腸等內臟能夠每天自主有序地工作，就是接受大腦指令的脊神經在起作用。但是如果脊椎歪斜或病變，包覆其中的神經就會受到壓迫，正常的內臟功能將受到損害，各種內臟疾病也將隨之慢慢產生。

我們的手臂或大腿骨折後只要癒合，基本上不會影響今後活動，但脊椎不同。這是因為脊椎骨折或脊椎關節錯位會壓迫刺激甚至截斷中央的脊髓，從而導致相應部位產生麻痺或癱瘓。比如損傷中樞神經起點開始的頸椎部位，可能出現包括四肢、軀幹的全身麻痺；若損傷腰椎段脊髓，則可能出現下肢麻痺。因此，生活中應儘量避免脊椎損傷。

在瞭解了脊椎的結構後，我們再來看看脊椎的功能。

脊椎的作用

1. 負重

脊椎負重主要是由椎體和椎間盤承擔。頸椎支持頭面部的重量，胸、腰、薦椎把上肢和軀幹的重量經薦髂關節傳至下肢。但脊椎的負重能力並不限於人體自身的體重，經過系統科學的訓練，比如經過專業訓練的舉重運動員甚至可以負荷數百公斤的重物。

2. 運動功能

脊椎有前屈、後伸、左右側彎和旋轉等運動功能。頸椎第三～第七節的前屈、後伸、旋轉和側彎運動的範圍，都較脊椎其他部分靈活。胸椎的運動因有胸廓的存在而明顯受限，下胸椎的運動範圍大於上胸椎。腰椎的前屈雖只有40°，但實際做動作時，腰椎是連帶胸椎段一起前屈的，故年輕人彎腰可達160°。

3. 保護功能

椎管容納並保護脊髓。胸椎、肋骨和胸骨組成胸廓，以容納並保護胸腔內的臟器，保證心肺功能的正常運轉。腰椎與前方的腹壁構成腹腔，可容納和懸掛腹腔內的臟器。

4. 緩衝震盪功能

脊椎的S形彎曲和椎間盤的柔軟結構，加上足弓的彈性，共同構成了一個良好

的人體緩衝系統，可吸收並使從下肢傳來的震盪力量明顯減弱，保護腦、心、肺和腹內臟器免受損傷。

 ## 中醫對脊椎的認識

　　從中醫的角度講，脊椎及其周圍組織有著更深遠的意義，主要包含身體後正中線的督脈、針灸推拿臨床常用的華佗夾脊穴和人體最大的排毒通道——脊椎兩側的膀胱經。

　　督脈行於脊背部的正中線，為陽脈之海，總督一身之陽氣，絡一身之陰氣。它的脈氣多與手足三陽經相交會，大椎穴是其最集中的點。另外，帶脈出於第二腰椎，陽維脈交會於風府穴和啞門穴，所以，督脈的脈氣與各陽經都有聯繫。又因督脈循行於脊椎內，入絡於腦，所以與腦和脊髓也有密切的聯繫，《本草綱目》中言「腦為元神之府」，說明經脈的神氣活動與腦髓有密切的關係。

　　足太陽膀胱經循行於脊椎旁開1.5寸和3寸路線。體腔內的五臟六腑通過膀胱經背部的背俞穴而受督脈經氣的調控和支配，因此臟腑的功能活動均與脊椎正中的督脈有關。

　　經外奇穴——華佗夾脊穴位於第

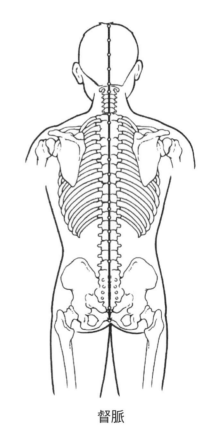

督脈

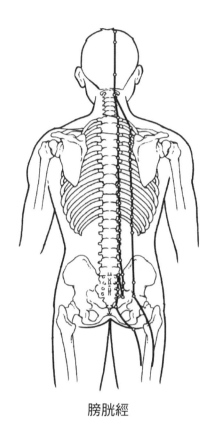

膀胱經

一胸椎至第五腰椎各椎棘突下旁開0.5寸處，每側17穴，共34穴。華佗夾脊穴適用範圍較廣，其上胸部的穴位治療心肺、上肢疾病；下胸部的穴位治療胃腸疾病；腰部的穴位治療腰、腹及下肢疾病。

中醫就是通過對督脈、背俞穴、華佗夾脊穴等施以多種多樣的方法，如推拿、按摩、點穴、拔罐、艾灸、針刺、中藥膏貼以及儀器理療等綜合治療，直接或間接地作用於人體脊椎區的肌肉、骨骼和神經系統，以調整脊椎關節的位置關係，暢通氣血的運行和輸送，恢復脊神經的正常訊息傳遞功能，達到調理臟腑氣血、疏通瘀滯、平衡陰陽的目的。

脊椎不正，百病生

人人都認識脊椎，但卻未必真的認識脊椎病。

因為不是只有發生在脊椎上的問題才是脊椎病。

一八九五年的某天晚上，美國一家診所的醫師帕默忙了一天，坐下來休息的時候跟自己的看門人哈維在一起聊天。哈維耳聾非常厲害，所以帕默必須大聲說話，顯得費力的很。在閒聊中，哈維說起了自己的耳聾經歷：年輕的時候有一次搬東西，隨著背部「喀噠」一聲響，他不僅開始了17年的背痛，而且從此聽力也減弱到了幾乎全聾的地步。

這讓帕默心裡一動，因為他本身就是一名擅長治療脊椎疾病的醫師。於是徵得哈維的同意，帕默開始為他檢查背部。經過仔細地檢查，帕默醫師確定了哈維背部的一個脊突有著明顯的偏移。在哈維同意的前提下帕默開始了手法復位治療，隨著「喀噠」一聲響，哈維立即感到背部輕鬆了，隨之耳部也有了異樣的感覺。後來不到一個月的時間，哈維的聽力居然奇蹟般地恢復了。帕默醫師後來回憶道「我認為這就是經過脊椎的複位，使得哈維去除了背痛並恢復了聽力」。

這個事件立即傳遍了全城，各種患者及耳聾者都前來醫治，雖然沒有更多耳聾者的聽力得到恢復，但是有許多頭痛頭暈、失眠、胃腸病患者都通過脊椎矯正得到了有效的治療。

所以，不要簡單地認為表現在脊椎上的腰背痛才是脊椎病！

從頸部開始，一直抵達腰部，我們的脊椎上下聯通，撐起我們的身軀。如果你脖子酸痛、腰背不適，你可能會去骨科檢查自己的脊椎。可如果你突然眼睛看不清，腹瀉或者便秘，出現婦科疾病或者男性疾病，你或許奔波於眼科、神經內科、消化科、婦科、男科，但你會想到，這些其實也可能和脊椎相關嗎？比如有很多慢

性病，醫師沒看錯病，也沒開錯藥，患者吃了幾年、十幾年的藥就是治不好，還有沒有其他原因呢？頭痛醫頭、心痛醫心、腳痛醫腳並沒有錯，但如果頭痛、心痛、腳痛是脊椎壓迫神經導致的，治療方法卻還是沒變，就永遠也治不好，這就是許多疾病久治不癒的原因。

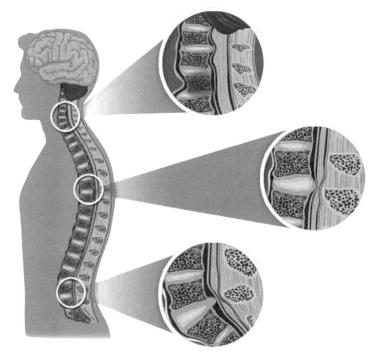

常見脊椎問題

　　脊椎相關疾病在醫學界已經越來越被關注。大量臨床科學研究證實：80%以上慢性疾病都與脊椎錯位、脊神經受到壓迫有關。而得了疾病的人，幾乎沒有人去找過疾病的真正原因——脊椎錯位或歪斜，就連醫師也不甚了解。

　　脊椎的每一個細節出問題都可能破壞脊椎整體，乃至影響全身的健康。例如，某一節頸椎錯位，極有可能壓迫到與之相連的脊神經，導致其下方臟器功能的失調，因為穿過頸部的脊神經往往通往全身各處，高位截癱就是最典型的例子；當某

一節腰椎間盤突出，則有可能導致位於它上方整個脊椎生理彎曲發生改變，繼而壓迫椎管裡的脊神經，不但引發劇痛，還會影響臟器功能從而導致全身健康狀態變差。

下面來看看哪些疾病其實是和脊椎有關係的。

頸椎錯位可能引起的健康問題

頸椎錯位又叫頸椎小關節錯位或頸椎小關節功能紊亂，是屬頸椎小關節囊內的微小移位，屬中醫中「筋出槽」「骨錯縫」的範疇。

頸椎錯位會引起咽喉異物感，還可能表現為偏頭痛、眩暈、視力和聽力障礙、手麻、心律不整等多個症狀。不良的生活習慣是導致頸椎病最重要的原因。長期埋頭伏案、頸肌勞累可能造成頸部肌肉力量不平衡，易致頸椎小關節移位；躺著看書、使用不合適的枕頭會導致頸椎關節變形；缺少運動鍛鍊會使肌肉無力，關節易發生錯位，但運動不當也可能導致關節鬆動和錯位。一旦關節的應力改變，頸椎增生還會隨之而來。

各部頸神經與相關疾病（C代表頸椎節，見007頁）如下：

C_1：腦供血不足、頭暈、偏頭痛、失眠、嗜睡、健忘、倦怠、頸性高血壓。

C_2：頭痛、頭昏、失眠、嗜睡、耳鳴、眼眶痛、視物模糊、眼乾澀、鼻塞、過敏性鼻炎。

C_3：眩暈、偏頭痛、三叉神經痛、視力障礙、失聰、濕疹、牙痛、無法張口。

C_4：頭昏、打嗝、咽喉痛、噁心、弱視、雙手麻痺、鼻塞、牙痛。

C_5：胸痛、心動過緩、哮喘、血壓波動、發聲嘶啞、噁心、頸肩僵硬、火氣大、肩周炎。

C_6：咳喘、咽喉痛、血壓波動、扁桃腺腫大、落枕、肩部疼痛、拇指食指麻、上肢外側麻痛。

C_7：咽喉痛、哮喘、氣短胸悶、甲狀腺疾病、無名指或小指麻痛、頸根肩胛痛、肩膀硬化、傷風、上肢後側或內側麻痛。

此外，內分泌失調、肥胖、走路不穩易跌倒、腦神經衰弱都可能與頸椎疾病有關。

胸椎錯位可能引起的健康問題

人體的脊椎既可前彎、後伸，也能左右側彎、左右旋轉，但若身軀突然扭動、胸部脊椎過度旋轉，又或胸部直接受到暴力衝擊、活動時姿勢不正（例如長時間的坐姿不正確、側向一方）、用力不當，皆可能導致胸椎錯位。

胸椎錯位可以引起胸背痛，背頸肌肉繃緊、僵硬的背肌勞損，不能提取重物，即使不太重的物體也只能短時間拿著，嚴重者還可能造成頭痛，甚至噁心、嘔吐，胸悶透不過氣，手臂就像患五十肩一樣不能抬高或牽拉至肩部，故有時會被醫師誤診為五十肩，但當治療複位後，這些症狀便實際減輕或消失。

有幾類人較容易患上胸椎錯位，包括常背著沉重物品的快遞員、經常搬抱患者的醫護人員、需照顧老弱人士的護理人員、常使用電腦但電腦位置放置不當的工作人員、在酒樓餐廳工作的服務生、牙醫……其中除了使用電腦者可改善工作環境外，其他人士的工作性質都較難改變，因此患者若不能轉換工作，被醫治複位後再上班工作，工作時一定要注意正確姿勢，否則一時不當便會再次導致錯位。

其實平日注意自己的工作、活動時的姿勢，避免不正確的體位姿勢，多做一些鍛鍊身體的動作，例如練習八段錦就有助於加強腰背頸部肌肉的彈性，同時注意身體的保暖，便能減少錯位的發生。

各部胸神經與相關疾病（T代表胸椎節，見007頁）：

T_1：氣短、咳喘、心臟期前收縮、氣急、手肘痛、手軟無力、上臂後側麻痛。

T_2：氣短、胸悶、心律失常、冠心病（心絞痛）、肩膀硬化、上臂麻痛。

T_3：肺部疾病、支氣管症狀、易患感冒。

T_4：胸痛、胸悶、冠心病（心絞痛）、肝膽病、常嘆氣。

T_5：心律失常、冠心病、肝膽病、低血壓、貧血、口苦、胃痙攣、癲癇。

T_6：消化不良、胃炎、胃痛、灼熱、胃痙攣、多汗症。

T_7：消化不良、胃潰瘍、胃下垂、口臭、糖尿病。

T_8：肝膽病、糖尿病、免疫力差、打嗝、頻尿。

T_9：倦怠、過敏症、手腳冰冷、浮腫、小便白濁、排尿困難、腎功能障礙、癲癇。

T_{10}：腎虧、過敏性功能障礙、易疲倦。

T_{11}：腎虧、皮膚病、腎功能障礙、尿道炎、濕疹。

T_{12}：不孕症、風濕症、下腹疼痛、生殖器官表面痛癢、疲勞綜合症。

腰椎錯位可能引起的健康問題

腰椎是人體脊椎中形態最大的一個部位，日常活動量大，因此損傷的情況也偏多。腰椎損傷常分為急性損傷和慢性勞損兩種。急性損傷是指因突然而來的傷害，或突然一個急轉身，又或彎腰的動作而引起的損傷；而慢性勞損是指人們在勞動過程中，因疲勞過度、體位不正，引起左右兩側的肌肉長期受到不均勻的牽拉而造成錯位。

急性腰扭傷的患者會時時感覺腰部持續性劇痛、兩腳無力，不能正常上下樓梯，且雙腿感覺麻痺，嚴重者甚至不能活動、轉身、起床，咳嗽或深呼吸時疼痛增加。慢性腰肌勞損患者的腰背部會感到酸痛，勞累時痛楚增加，休息後減輕；體位改變或推拿、針灸、拔罐等治療可減輕痛楚。

各部腰神經與相關疾病（L代表腰椎節，見007頁）：

L_1：便秘、結腸炎、腹瀉、痢疾、疝氣、腰軟無力、皮膚病、性慾減退、陽

瘻、排尿困難。

　　L$_2$：大腿酸麻脹痛、便秘、不孕症、夜尿症、頻尿、闌尾炎、靜脈曲張、性功能減退。

　　L$_3$：月經不調、膝痛、生理痛、坐骨神經痛、膀胱子宮病、膝關節疾病、風濕症、腰痛。

　　L$_4$：腰痛、坐骨神經痛、大腿萎縮、小腿酸麻脹痛、腹痛、子宮發炎、月經不調、前列腺障礙、不孕症、膀胱炎、頻尿或尿少、月經不調、痔瘡。

　　L$_5$：小腿外側到足底酸麻疼痛、腿部無力、關節炎、排尿少、小便白濁、尿毒症、臀肌萎縮、坐骨神經痛。

薦椎、尾椎錯位與健康的關係

　　薦椎是組成骨盆的骨骼，骨盆是由薦骨、尾骨、左右髖骨聯結構成的環，有著傳遞重量以及支持、保護盆內器官的作用。人直立時，骨盆上口與水平面形成的角度即是骨盆傾斜度，男性為50°～55°，女性為55°～60°。骨盆傾斜度的增減，將影響脊椎的彎曲。例如，傾斜度增大，必導致脊椎前傾和人體重心的前移，此時為保持正常的直立位置，必然導致脊椎彎曲增大。

　　尾椎本身有尾椎韌帶、大臀肌、尾椎肌、肛門括約肌、提肛肌及神經等軟組織附著。男性尾椎較向內彎，位置比坐骨粗隆高，受到撞擊時有較好的保護作用。女性尾椎較直且長，跌坐時較男性更容易受挫傷。

　　薦椎相關疾病：痔瘡、瘙癢症、肛門炎、直腸炎、腰背痛、無法彎腰、行走困難、膝關節痛等。

　　尾椎相關疾病：脊椎彎曲、髖骨關節炎、臀部痛、前列腺炎、踝骨痛、馬尾神經叢痙攣、坐立不安、睡臥不適、尾骨部有酸痛感，並可進一步導致薦髂、腰椎、胸椎、頸椎的全面錯位。

脊椎歪斜與健康問題

脊椎歪斜也是脊椎病最常見的原因之一。

首先，脊椎歪斜會使包裹在脊髓中的神經受到壓迫，導致身體訊息的通道遭遇阻斷，臟腑因得不到正常的行動指令或遇到問題時求助無門，各種內臟疾病就會慢慢產生。

其次，脊椎歪斜會加重關節負擔，關節受力不均會在受力過大處形成我們熟知的骨刺。所以骨刺是受力不均衡所造成的正常反應，解決受力不均衡的問題才是關鍵。身體長期處於不正常的姿勢，不僅正常的脊椎形狀發生變化，支持脊椎的肌肉力量平衡也會被打亂。神經系統感知到這種異常後，腰背酸痛、頸肩沉重、頭昏頭脹、疲勞不堪等身體不適的症狀就出現了，這時稱為「感覺異常期」。這些症狀告訴我們，身體內部發生異常，可以說是一種警告，因為這常常是疾病的初期表現。如果無視這些警告，脊髓神經的功能就會逐漸降低，內臟功能也會出現障礙，最後導致健康損害、疾病出現。

當然，在出現臨床上能夠檢測出來的疾病之前，會先有一個過程，這就是我們常常忽視脊椎健康而最終導致惡果的原因。

重視青少年脊椎健康，刻不容緩

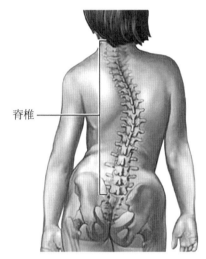

脊椎

青少年脊椎側彎

　　現代文明發展是把雙刃劍，一方面給我們的生活帶來極大的便利，另一方面也隱藏著健康的隱患，比如長時間操作電腦，躺在床上長時間玩手機、看書，窩在沙發上看電視，睡吊床，這些不良的生活習慣極易導致頸椎病、腰背痛、腰椎間盤突出等病症。有關機構近期的調查發現，脊椎疾病有明顯低齡化的趨勢！例如中國衛生部一項流行病學調查顯示，中國兒童脊椎側彎的發病率達到20%。

　　很多人覺得，「脊椎病」對於青少年來說是一個相當陌生的詞，怎麼可能把頸肩腰腿痛與青少年柔弱的脊椎聯繫起來呢？然而事實是脊椎病在兒童時期就已存在，由於其柔韌性等特點，潛在的病情往往不易覺察。當其發展到15歲才開始顯現症狀，發展到25歲以後，則成為長期困擾人們生活的絆腳石。而也就是因為這遲到

的發現，或許就成為影響他們以後升學和工作的終身遺憾。由此可見重視青少年的脊椎健康尤為重要。

　　由於兒童時期的脊椎尚未發育成熟，結構不穩定，而兒童的行為活躍又常常使脊椎的某些部位容易發生位移，大多數情況下沒有症狀或症狀不明顯，我們稱這種位移為「半脫位」。造成脊椎「半脫位」的原因大致有以下六個方面：

　　（1）先天不足，如早產、脊椎發育異常等，造成體質差，骨骼發育緩慢。

　　（2）外傷後脊椎的受力結構發生明顯改變，導致脊椎發育異常。

　　（3）在生產過程中對嬰兒幼小的脊椎造成損傷，如過度旋轉牽拉等。

　　（4）成長過程中不適當的運動，包括太頻繁的跳躍動作造成脊椎的損傷。

　　（5）長期睡姿、坐姿、站姿不正確，造成脊椎側彎和骨盆扭曲。

　　（6）缺乏運動訓練，使脊椎兩側所附著的肌肉和韌帶力量不足，造成脊椎缺乏穩定性。

　　由於認識上的不足，人們常把青少年的某些症狀歸入其他方面，而忽略了脊椎問題產生的影響。如脊椎側彎、駝背、發育不良（身高偏低等）、不愛活動或多動、免疫力差、注意力不集中、癲癇、哮喘等，通常是因為兒童脊椎形態或排列的異常導致感覺上的不舒服而產生不良坐姿和站姿所造成，有時完全沒有任何不正常的表現，但是在X光片的觀察中確實能看到半脫位的情況。由於兒童脊椎柔韌性的包容程度較高，使他們暫時還沒有任何不適感，但在幾年甚至幾十年後再發現時，就已經進入到嚴重的退化狀態了。

　　脊椎健康與否關係到人一生的生活質量，所以想要脊椎健康，就得從少年、兒童時期開始。近年來，國中小學生的生長發育和體質水平已經有了長足的進步，但從二〇一六年教育部和有關專家對全國中小學生的健康狀況抽樣調查來看，中小學生身體素質指標與先進發達國家相比還有較大的差距，近視眼、脊椎側彎、心理問題成了青少年生長發育的三大障礙。最近，醫界人士公認，中小學生脊椎側彎患者明顯增多，比例呈上升趨勢。

　　脊椎側彎雖是少年兒童期脊椎疾病中較常見、較普遍的問題，但從現在學校

的宣傳中看到，對於眼部疾病和心理障礙的預防，學校、社會參與的比較多，而對於脊椎的預防和檢測才剛剛起步，需要走的路還很長，還需要有更多的有志之士參與，為孩子的脊椎健康護航。

需要提醒的是，當青少年出現脊椎症狀時，一定要到正規的脊椎復健機構治療，而不能盲目亂求醫。青少年還必須在日常生活中保持好的學習、生活習慣，比如養成正確的站姿、坐姿、臥姿，不要躺在床上看電視。睡覺時，枕頭不宜過高或過低，應使頭部大致與軀幹保持平行。平時使用電腦時，應注意使椅子保持一定高度，讓腿部各關節處都儘量保持在接近90°，以此減少腰椎負擔。同時，每天應運動半小時以上，多做一些撐筋拔骨的動作。

當我們正在為脊椎疾病以及脊椎問題引起的相關疾病痛苦不堪時，也應為下一代想一想，如果他們幼小的脊椎仍然得不到重視，將來很可能遭受和我們一樣的痛苦。所以我們在這裡真誠地發出呼籲：真正愛孩子的父母們，從現在開始重視孩子的脊椎健康吧！

脊椎正，不生病

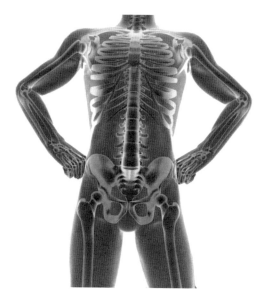

脊椎正，不生病

　　脊椎作為人體的中樞部位，在結構上位於軀體的中心，協調並控制頭部和四肢的活動。從每一對椎間孔穿出的神經，控制著全身的感覺和運動功能。脊椎可說是人體的控制中心和運動中心。人的一切運動、一切感覺（腦神經除外）、一切器官的功能、生理平衡等，都是在脊椎及脊椎神經的控制之下完成的。因此，脊椎的健康決定了身體的健康。

多災多難的脊椎

由於現代人工作和生活方式的改變，如工作效率的提高、生活壓力，脊椎疾病有逐年增多和逐漸年輕化的趨勢。據調查，當今存在脊椎健康問題的人群所占的比例，要比高血壓、心臟病、糖尿病人群所占的比例高出很多。可以說幾乎每一個人在一生中都患過脊椎疾病（或頸肩腰腿痛及相關病症），只是輕重不同而已。

資訊化時代的到來是把雙刃劍，生活越來越便利和快捷，同時也形成了一個「懶人」的世界。我們的身體逐漸失去了本來應有的鍛鍊機會，脊椎因為懈怠變得越來越脆弱。據中國衛生部一項調查表明，每天使用電腦超過4小時者，81.6%的人的脊椎都出現了不同程度的病變，比如脊椎的側彎、錯位等，且脊椎患者越來越低齡化，很多年輕人不過20多歲，卻患上以前50多歲人得的病，「躺著不動也中槍」。

生活的壓力越來越大，人們的精神長期處於一種高度緊張的狀態，脊椎周圍肌肉等軟組織很難得到及時的鬆弛，再加上我們人為改變的生活環境，夏天開空調，冬天有暖氣，大量的風、寒、濕邪或代謝產物積存在這些緊張狀態下的組織內部，因而頸肩腰腿疼痛和頭暈、酸痛不適的患者（即亞健康）越來越多，進而相關的內臟疾病——脊椎相關疾病也紛至遝來。

汽車等交通工具的普遍也是引發脊椎疾病的禍源。相關機構曾對284名常年開車的男性司機進行調查研究，發現他們的腰痛患病率為45.8%，且腰痛的發生率與駕駛汽車時所產生的振動有關，並隨總駕駛里程的增加而升高。駕駛員在開車時，腰椎很容易產生與汽車相同的共振，這種共振會加大作用在脊椎上的振動量，並增加對脊椎的傷害。汽車產生的振動持續地壓縮與拉伸脊椎，使脊椎周圍組織產生疲勞，並造成局部組織的損傷。持續振動和長時間固定的駕駛也會影響腰椎間盤的新陳代謝，加速腰椎間盤的退化變形，甚至會造成腰椎間盤突出，導致駕駛發生腰痛病症。駕駛在行車過程中，大部分時間始終注視著一個方向，頸部長時間保持固定姿勢，且精神高度緊張，容易導致肌肉痙攣，使得頸椎間關節處於不當位置，繼而壓

迫、刺激神經，從而出現頭、肩、上肢等處的疼痛、腫脹等。此外，車輛座椅高度不合適也會誘使頸椎病的發作，如果座椅過高，駕駛員就要低著頭看前方，而身體前傾的坐姿很容易使駕駛員的脊椎處於緊張狀態。長期下來，頸椎就會發生病變。

　　據調查發現，最易患上脊椎疾病的高危險群並不侷限在使用電腦和駕駛汽車的族群，一些投資者、高階白領、公司主管、企業老闆、政治要人等也是高危險群。他們的大腦每時每刻要處理的訊息量是常人的幾倍，就像一台電腦，同時要打開幾個應用程序，處理多項任務，難免會出現「塞車」「車禍」或「當機」現象。大量的事務工作不僅讓他們疲憊不堪，更容易產生訊息紊亂。這種訊息的紊亂會在慢性勞損的脊椎（訊息中樞）區表現出症狀，這恐怕也是我們這個時代脊椎疾病高發的原因之一，所以頸肩腰腿疼痛也可以說是一類「資訊性疾病」。

脊椎養護不分年齡

　　從孕婦分娩開始，嬰兒由於頭部沉重，在母體中於分娩前常常是頭部朝下的，因此出生的過程也是頭部先出來。而經過接生過程，在我們還沒有開始呼吸母體外空氣時，頸椎就可能已經受到損傷了。孩子稍大之後，由於家長的一廂情願，失去更多爬行的機會，而勉勉強強去坐或站，也會對脊椎產生莫大的影響。

　　在兒童的發育過程中，不正常的姿勢和習慣對脊椎影響最大，背很重的書包，長時間看電視或者電腦，長期的室內學習，缺乏體育運動，特別容易造成肌肉的勞損，進而使脊椎發生變形和錯位。

　　青壯年時期，脊椎的發育逐漸穩定，這個時候對脊椎造成的損傷主要來自於錯誤的運動方式，比如一些劇烈、競爭性強的運動，因為這個時候身體處於巔峰狀態，很多人偶爾出現問題，治療也是敷衍了事，結果為日後的脊椎疾病留下隱患。

　　中年以後，身體機能發生的障礙越來越多，各種脊椎相關性疾病出現地愈來愈頻繁，我們的脊椎也變得越來越脆弱。這時，養護脊椎變成了必須要做的事情，可

以有效地延緩脊椎進一步退化。

當我給一位90歲的老人進行脊椎調理的時候，很多人不理解，覺得都這個年齡，是不是沒有必要了，其實不然，因為我們不但要生活，還要有品質的生活。由於脊椎的退化，使老年人更經常受到腰痛、腿痛及背痛所苦，脊椎的活動性也大大下降。長年的退化，還會使身高降低，駝背不斷加重，側彎的情況常常發生，並且越來越重。同時，脊神經受到壓迫的機會越來越高，頭痛、手腳麻木的現象頻繁出現，包括心臟在內的器官也會受到影響，從而更進一步地加重整個人體的老化。積極保養可以有效地延緩脊椎的退化，使脊神經根因受到壓迫而產生的許多症狀和疾病消失，能大幅改善老年人的健康狀態，使其生活品質得到保障。

因此，脊椎的保養就像我們每天都要刷牙吃飯一樣，應該從小建立例行的行為模式，只有這樣，我們才能隨時注意自己的健康。

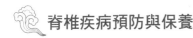 脊椎疾病預防與保養

1. 脊椎沒有發病時

預防的概念應該在我們心中佔據重要的位置。從女性準備懷孕開始就應該積極檢查自己的脊椎，預防因為脊椎問題對胎兒造成影響。孩子一出生，就應該積極貫徹脊椎的檢查和保養。一方面，部分兒童先天不足可能造成骨骼發育遲緩，另一方面，看書、寫字姿勢不正確，缺乏鍛鍊，以及孩子肌肉韌帶力量較弱，脊椎發育不完全等，常會引起脊椎錯位或不同程度側彎，所以父母要積極學習脊椎相關知識，時時對孩子脊椎進行簡單的檢查，防止脊椎「長歪」，同時鼓勵孩子堅持科學的鍛鍊以提高骨骼和肌肉對於外在刺激的適應性。

2. 脊椎正在發病時

當真正產生難以忍受的痛苦而不得不去醫院就診的時候，其實脊椎已經忍受相當長的亞健康狀態了，這是一個由量變到質變的過程，這時候脊椎生理曲線會發生

改變，關節會發生錯位，肌肉會痙攣，如果不加理睬，它會很迅速地造成整條脊椎穩定系統的紊亂乃至崩塌，進而導致諸多內臟疾病的發生，形成器質性改變。

在治療上，用中醫整體觀念和辨證施治為指導，筋骨並重，內外兼治，運用相應的手法，整複錯位的關節，糾正小關節紊亂，解除神經壓迫和粘連，恢復肌肉、韌帶、骨骼平衡，同時配合中國傳統療法固護正氣，才能從根本上解決問題。

3. 脊椎疾病治好以後

脊椎疾病治癒以後並不是一勞永逸的，更需要由內到外進行精心保養。就像一座漏雨的房子，治療僅僅是修理了漏雨的地方，所以我們在治療完以後要做的就是將房子進行翻新加固。

首先我們從臟腑入手，肝臟血、主筋，脾統血、主肌肉，為後天之本，腎主骨、生髓，為先天之本。肝脾腎三臟要進行全面的調養，可通過藥膳、食療等進行徐徐加固。其次脊椎周圍包含著我們的督脈、膀胱經、華佗夾脊穴等重要經絡，對其氣血的梳理也應該在這個階段做好。

每個個體都是不一樣的，所以我們要學會辨證論治，運動也一樣，應該由專業人員對身體進行辨析，制定出專業的運動處方，並且有規律地對身體情況進行記錄和對比，只有這樣我們才能抵擋暴風雨般的疾病侵襲。

第二章

你的脊椎歪了嗎

一眼看出脊椎正不正

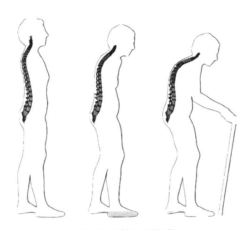

你的脊椎歪了嗎

　　按照脊椎專科醫師的觀點，對於很多人來說，脊椎養護就如洗牙一般，需要定期進行修復、矯正和保養。因為30歲以上的人群，近2/3的人都會出現椎骨退化，其中絕大多數人的脊椎都有不同程度的不正常或偏移。

　　那麼，我們怎麼知道自己的脊椎正不正呢？不妨做一下下面的簡單對照。

　　骨盆偏移導致脊椎力學平衡失調，會引起人體左右體態不對稱。其表現如下：

　　（1）頭形不正或臉形不正。

　　（2）頭髮單側稀白表示同側的骨盆失衡，身體瘦弱而有白髮者是身體右側失衡，胖而禿頂者是身體左側失衡。

　　（3）額紋單側偏下散亂。

　　（4）雙眉不等高，一側眉心出現縱向皺紋。

（5）雙眼不等大，外眼角不等高，上眼皮一雙一單，下眼皮單側出現眼袋。

（6）鼻樑歪斜，鼻孔不等大，或孔形不一樣。

（7）人中溝偏歪。

（8）鼻唇溝（又叫法令紋）不對稱或單側消失。

（9）嘴角不等高。

（10）雙耳垂高度不同。

（11）下頜骨兩側不平均。

（12）雙肩高度不同，雙臂不等長。

（13）雙側鎖骨不等高。（應排除有直接外傷史）

（14）雙側胸背厚度不相等。

（15）肩胛骨下緣不等高。

（16）兩乳頭不等高，兩乳不等大。

（17）胸骨劍突歪斜。

（18）肚臍不在正中線上。

（19）腰帶不在水平線。

（20）向前彎腰時，背部，特別是肋骨與腰部左右高度不一致。

（21）雙側臀圍線不在一個水平面上。

（22）雙側骨盆上緣不等高。

（23）雙側腰眼不等高，一深一淺，一大一小。

（24）雙側膕窩不在一個水平面上。

（25）雙腿不等長。

（26）左右鞋跟磨損不均勻。

（27）習慣性單側髖關節、膝關節、踝關節損傷。

（28）自然仰臥位時身體偏向一側，側臥睡眠姿勢在睡醒時變形誇張。

（29）俯臥位時雙側臀部不等高，嚴重者或久病者可出現一腿粗一腿細。

（30）自然坐位時，習慣性偏向一側。或出現非病理性斜頸。

（31）直腿屈體，手向下伸時，長度不一。

（32）不能完成十分舒適的深呼吸或有胸悶、心慌、背痛等症狀。

（33）下顎運動時經常會發出「喀噠」的聲音。

（34）頸部、背部或更多的關節動作時會發出聲音。

（35）頭或髖不能向兩側輕鬆扭動或者旋轉相同的角度，運動的範圍正逐漸縮小。

（36）經常感到疲乏，睡眠後也不能緩解。

（37）精神不能集中，容易走神。

（38）對疾病的抵抗力較弱，稍不留神就感冒，也慢慢出現鼻炎等症狀。

（39）外八字或者內八字腳。

（40）「O」形腿或「X」形腿。

（41）兩腳分開，與肩同寬站立，體重是否均等分配在兩個腳掌，可以用兩個磅秤來測試。

（42）原因不明的血壓升高，心跳加快，或雖無病史卻突然患上胃病等。

（43）雙腳併攏。輕閉雙眼，原地踏步0～50次。其中一隻腳先離開原地，表示同側骨盆有問題。

（44）手或腳分開的時候，雙手指或雙腳趾之間的空隙有明顯差異。

（45）下雨時褲腿濕的面積不一樣，腿形變得很難看。

（46）身體向前彎曲時腰痛——第一腰椎偏歪；身體左右彎曲時腰痛——第二腰椎偏歪；身體左右轉動時腰痛——第三腰椎偏歪；身體向後彎曲時腰痛——第五腰椎偏歪；整個腰部都痛得不敢活動——第四腰椎間盤突出。

脊椎健康檢測

脊椎亞健康就是脊椎還沒有器質性的病變，尚未出現椎間盤突出、椎管狹窄、脊椎壓縮性骨折、脊椎滑脫、脊椎側彎、脊椎畸形、椎間孔狹窄壓迫脊神經等症狀，但是它已經產生輕度的形變，骨關節存在輕度的錯位、半脫位、偏歪、失衡、不均勻、不整齊，導致脊椎受力異常。這個階段正是預防和調整脊椎疾病的關鍵時期。

生活中，我們每個人早上臨出門前，都要照一照鏡子，以檢查衣著是否乾淨，儀表是否端莊。這段時間就是很好的檢查機會，我們可以順便觀察一下自己身體的狀態：頭是否習慣性的偏向一邊、雙側眉毛是否在一個水平線上、雙肩是否一邊高一邊低、雙腿是否習慣於「稍息」的姿勢……不要小看這些細節，其實尋常之處往往蘊涵深意，我們可以就此觀察骨架的平衡，進而發現自己骨骼的問題所在。

為了更仔細檢測我們的脊椎情況，結合多數健康人與脊椎病患者的調查，我們制定出了脊椎亞健康檢測表，讀者可對照著自己的得分，確定有沒有脊椎亞健康狀態。

（1）把頭緩慢向各個方位旋轉，看頸部是否出現疼痛。（3分）

（2）微微低頭，從最突出的第7頸椎開始往上，手輕輕地按壓頸椎及左右兩側。出現壓痛，或者摸到長條狀、砂粒狀的硬塊。（3分）

（3）頭、頸、肩有沉重或疼痛等異常感覺，並伴有相應的壓痛點。（1分）

（4）頸項疼痛向肩部和上肢放射狀延伸。

（5）頸項部有僵硬的感覺、頸部活動受限、頸部活動有響聲。

（6）手麻、觸電感。

（7）頭暈、頭痛、視物旋轉。

（8）耳鳴。

（9）起床、轉頭或轉身時頭暈、噁心。

（10）感覺心跳過快、心前區疼痛。

（11）感覺噁心、嘔吐、多汗、無汗、心跳過緩、心跳過速、呼吸不順，上肢肌力突然減退，持物落地。

（12）後頸部疼痛，用手向上牽引頭頸可減輕，而向下加壓按壓則加重。

（13）頸部疼痛的同時，伴有上肢（包括手部）放射性疼痛或（與）麻木。

（14）閉眼時，向左右旋轉頭頸，引發偏頭痛或眩暈。

（15）頸部疼痛的同時，伴有上肢或（與）下肢肌力減弱及肌肉疼痛。

（16）低頭時，突然引發全身麻木或有觸電感。

（17）頸部不適，頸部置於任何位置都有不適感。

（18）不明原因的上肢麻木，尤其是指尖明顯。

（19）手指有放射性疼痛。

（20）束縛感，即身上仿佛被布帶纏繞。

（21）走路時突然跪下，或是行走時腿部有「抖動」的感覺。

（22）手中持物突然落下。

（23）心電圖正常的「心臟病」、內科檢查不出異常的「胃病」。（2分）

（24）伴隨頸痛的吞嚥困難。（3分）

（25）工作性質要求長時間固定於一種姿勢。（2分）

（26）從事高度緊張的工作。

（27）睡覺用高枕。

（28）體力透支，易感覺疲倦。

（29）脊椎曾經受過傷。

（30）眼睛疲勞，視力下降。

（31）心情壓抑，情緒不穩定。

（32）行走時腿部有「踩在棉花上」的感覺。

（33）胸悶心慌、胃痛。

（34）呼吸不暢，常嘆氣。

（35）背部疼痛，影響活動。

（36）腰部、臀部、腿部感覺酸、麻、痛。

（37）感覺疲倦，影響日常的生活起居。

（38）行走稍遠路程，小腿便出現酸痛。

（39）久坐後感覺腰薦部酸痛。

（40）睡久了，腰部、薦部酸困脹痛。

（41）使用電腦、伏案工作過久，頸部、肩部、背部有酸沉、僵硬、壓迫感。

（42）勞累後腰部放射狀疼痛到臀部、下肢。

（43）抽煙。

計分方式：以上選項依照分數計分；未附分數的是按照頻率計分，經常有算10分，偶爾有算6分，很少有算3分，沒有算0分。

結果：50分以上，可能患有較嚴重的脊椎問題；20～50分，脊椎不健康；10分以下，脊椎比較健康。

早期發現兒童脊椎側彎

　　兒童脊椎側彎是臨床上比較棘手的問題，但並非無法醫治，關鍵是即早發現、即早治療。因此，家長應多留意孩子的身體狀況，經常自行為孩子檢查。

　　檢查孩子是否患有脊椎側彎有較為簡單的方法：

　　讓孩子端坐，手下垂，兩目平視。察看其腰彎兩側肌肉是否對稱。有側彎的孩子，往往是右側腰肌瘦小。若發現不對稱，應立即找骨科醫師做進一步的診斷。

　　而對在生長發育期的女孩，家長最好一個月為孩子檢查一次。

　　檢查的方法也很簡單：讓孩子端坐，用拇指、食指從第七頸椎（頸背高起處）夾住脊椎往下摸觸，至腰薦部，看是否為一條直線。或者先讓孩子背向站立，做如下觀察：①雙肩是否等高。②左右肩胛骨在脊椎兩側是否對稱，其下角是否等高。③兩側腰凹是否對稱。

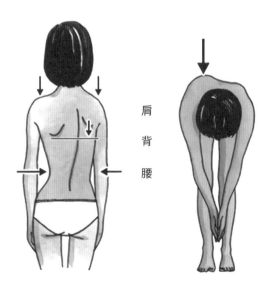

肩
背
腰

　　再讓孩子轉身並兩手合攏，慢慢往前彎曲脊椎至90°，觀察其肩兩旁、胸兩旁、腰兩旁是否在同一水平線。

　　以上檢查若發現不等高或不對稱情況，需到醫院做進一步檢查。

　　X光檢查最為重要，一般借助X光片就可以查出側彎的原因、分類以及彎度、部位、旋轉、骨齡、代償度等。常規的X光片應包括站立位的脊椎全長正側位X光片。其他特殊的X光片包括仰臥位側彎位X光片、牽引位X光片等，可以評估脊椎側彎的柔韌性。

從鞋底看脊椎

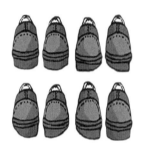

從鞋子磨偏看脊椎

　　馬師傅因為比較喜歡運動並且也注意保養，多年來幾乎沒有什麼身體問題，就是偶爾感冒一次，喝兩劑中藥也搞定了，周圍朋友說，你這健保卡都沒在用也太可惜了。可是這樣的馬師傅這兩年也添了新病，是什麼呢？就是他對自己的腳越來越不滿意了，每次新買的皮鞋，沒穿多久鞋跟外邊就嚴重磨損，鞋就不能再穿了。一開始他認為是自己不願意花大價錢買好鞋，後來孩子給他買了一雙將近一萬塊的皮鞋，誰知道幾個月下來，也是同樣情況，鞋底的外側磨得慘不忍睹。沒有辦法，只好找修鞋師傅幫忙。結果跟修鞋師傅一聊天，馬師傅才知道他這種情況不是個案，很多人也是這樣，這就奇怪了，難道大家的腳都出現問題嗎？

　　更奇怪的事情還在後面，馬師傅因為腰和膝蓋的問題到醫院骨科就診，醫師居然讓他躺在床上比較兩條腿的長短和姿勢，並且讓他把鞋脫下來檢查鞋底的磨損情況。馬師傅很疑惑，莫非鞋底的磨損跟腰和膝蓋也有關係？

　　醫師解釋說人的鞋子就像汽車的輪胎，如果一輛車總是跑歪，表示輪胎磨損跟正常的車不一樣，汽車修理師就要懷疑是不是這輛車的軸有偏移。我們也有同樣的

狀況，如果鞋底磨偏得非常厲害，醫師就要判斷是不是骨骼肌肉方面出了問題。

鞋底磨損的狀態能反映我們平時走路時腳底施力的情況，如果整個腳掌均勻承受體重，局部受力差別不大，反映在鞋底上，便不會有一側磨損得特別快。

不過，其實大多數人的鞋底都會磨偏，但並不是說每個人都有骨骼肌肉方面的問題，多數人只是因為走路習慣不好，並不會導致嚴重的後果。但是對於少部分人，確實是病理原因導致了走路姿勢不正確，那磨偏的鞋底就具有提示作用。

我們先來區分一下哪些是個人習慣導致的，哪些是病理原因導致的。如果一雙鞋子已經穿了很久，走了很遠很遠的路，那鞋底磨偏在所難免。其實正常人走路的時候，腳尖都會輕微地向外偏一點，只有模特兒才會把腳尖指著正前方走路。像這種輕微的鞋底磨偏或者長期磨損導致的，多數都是走路習慣問題。但如果是每雙鞋子都在短時間裡磨偏得很厲害，那就該考慮一下病理原因了。

比如大腳趾側面磨損嚴重的多見於大腳骨（即拇趾外翻）或常穿高跟鞋的女性，嚴重的影響行走，需要手術治療。如果孩子鞋子腳底前側下面有磨損，家長就要格外留意觀察，可能表示有馬蹄內翻足，這是一種先天性疾病，通常在發育期出現。

腳底中間有磨損最常見的就是扁平足。有扁平足的人足弓非常低，甚至沒有足弓，出現後足外翻，走路時腳底內側或整個腳底會直接接觸地面，鞋底均勻受力，導致鞋底中間常出現磨損。

如果你發現自己有以上這些特殊部位的磨損，但腳型正常、腳本身的骨骼也沒有什麼問題，那麼你就要注意膝蓋、髖部、腰部是否存在疾病。也就是說，膝關節骨性關節炎、髖關節股骨頭壞死、腰椎間盤突出以及脊椎側彎都會反映在鞋底的磨損上，若發現不對勁，要及時到醫院請醫師檢查確診。

大部分人走路一般都偏外八字，所以鞋子外邊一般都會有點磨偏，這屬正常現象，但是像馬師傅這種鞋的外側磨偏厲害的，就說明其走路重心過分偏於外側。如果是邁著外八字的腳步，久而久之膝蓋也會外移，雙腿變成「X」形。有些比較嚴重的，多年以後可能會導致膝關節疼痛並加速關節的退化，甚至引起腰椎不適。

現實生活中還有很多人是內八字腳，這種情況是不是也對身體不好呢？有些小女生為了表現得可愛一些，故意走成內八字，還有些人常穿人字拖，時間長了也會變成內八字。這些人的鞋子大多是內側磨得更厲害一些。內八字走路容易使更多的壓力積聚在腳外側，增加了腳外側和地面接觸的機會，增大了關節的壓力，這樣日復一日年復一年之後，腿部的骨骼就會變形，變成「O」形腿。時間長了也會對膝關節產生不良影響，成為退化性膝關節炎的高危人群。

有些人一隻鞋正常，另一隻鞋底磨損嚴重，就要注意平時的走姿了，可能是平時走路時兩隻腳受力方向不對，被磨掉的鞋底的那一部分就是平時用力比較大、摩擦比較劇烈的地方。「長短腿」走路時兩隻腳承力不一樣大，也會形成這種現象。造成長短腿的原因可能是先天的，也可能是後天脊椎側彎、骨盆傾斜造成的，這類人大部分重心落在一隻腳上，長久下來，會使一邊膝關節提早進入退化性病變狀態。另外，當一側下肢受傷後，會有意避免受傷一側用力，形成保護性跛足，要注意跛足一旦成為習慣還會導致腰椎變形。

如果腳跟骨或踝關節有內翻或外翻問題的人，鞋跟也會磨偏得很明顯。有的人是天生的，腳跟骨本身長歪了，還有種情況是腳跟骨本身沒問題，但腳跟骨內側的肌肉力量大於外側，腿也就產生相應的畸形，相反亦然。踝關節也是如此，關節本身的發育不良和肌力不均衡，同樣會導致足內翻或足外翻。

腰椎間盤疾病的患者鞋跟磨偏的占多數。一般情況下，如果是外側鞋跟磨損的患者，病源都與第五節腰椎有關；如果是內側鞋根磨損，病源會與第三節、第四節腰椎有關。所以，患有腰椎間盤突出症的患者多數走路姿勢會發生改變。

最後，必須強調的一點是，面對這些異常，我們必須有正確的態度。第一，不必一發現自己走路姿勢不對或鞋跟異常就憂心忡忡，應該先找醫師檢查，切忌「猜病」、多疑，因為並非鞋底磨偏就意味著一定患有脊椎疾病。第二，如果不幸患有脊椎病，不必灰心喪氣，積極尋找專業醫師調理脊椎，學會正確的步態，脊椎疾病很快就會「跑」了。

第三章

脊椎養護：頸椎篇

保護脖子，就是保護健康

前幾天遇到一個這樣的患者，他說每天頭腦都昏昏沉沉的。我請他讓我看看，結果用手一摸，發現他頸後肌肉非常僵硬，並且輕輕一碰就痛得厲害，兩側顳區也有壓痛，一側比另一側壓痛明顯。我懷疑他的頸椎有錯位，而且是上節段。患者不相信，說自己頸椎從來沒有疼過，怎麼會有頸椎病呢。我就讓他照個X光片，照完以後患者相信了，和我說的一模一樣。做完治療他更相信了，因為頭腦裡面馬上像抹了萬金油一樣清醒。

所以說，我們有了病不可怕，可怕的是不知道自己有病。實際上，不要說患者不瞭解自己，就是醫師也不是全部瞭如指掌。更有甚者，患者明顯感覺到有症狀，但X光片、CT、MRI報告「未發現異常」，就自認為沒生病，其實輕微的變化，一些檢查是發現不了的。

頸椎病之所以提前光顧我們，就是因為我們的頸椎每天總會有意無意地遭遇到一些損害，有些是可以避免的，而有些卻是不得不面對的。而我們能做的就是提前對它們的起因多加瞭解，並在第一時間加以預防。

頸椎病越來越多，患者越來越趨向年輕化跟現在的生活方式有莫大的關係。我們長期生活在一種低頭工作的狀態裡，短時間內好像沒有什麼大的影響，但是時間長了壞的影響就會慢慢表現出來，一開始可能僅僅是不舒服，等到一旦發病就會一下子變成不可逆轉的可怕狀態，這就是中醫經常說的「五勞所傷」。人體脊椎有特有的生理曲線，如果我們違反規律，長期讓它處於變形的姿勢，終會導致人體失衡，血液循環不暢，造成筋骨損傷。比如，長時間躺著看電視、坐車打盹都是會傷害頸椎的舉動。相比於男性來說，由於特殊的生理，女性的體質相對偏虛偏寒，假如其居住的環境不夠保暖，又喜歡吃生冷瓜果或喜歡穿露臍裝等不能保暖的衣物，

再加上所做的工作是屬久坐不動的，都容易使身上的陽氣遭受損傷，從而使得筋骨虛寒、風寒濕邪容易乘虛而入。風寒濕邪可使頸部肌肉痙攣、小血管收縮，導致軟組織血循環障礙，久而久之，就會引起頸椎病。

脖子是連接頭顱和軀體的生命線

頸部即我們俗稱的脖子，它雖然是身體較細的部位，卻是連接頭顱與軀幹的「生命線」。

1. 大腦供血離不開脖子

脖子兩側分佈著頸動脈，它與椎動脈一起負責大腦供血。其中，頸動脈為大腦提供80%以上的血液，我們可以在喉嚨突出部分兩側大約5公分的地方，觸摸到它的跳動。

2. 脖子裡的神經調節全身

大腦發出的神經都要經過頸部下行，其包含的神經各司其職：8對脊神經支配人體的運動和感覺；4對腦神經調節血壓、呼吸和胃腸蠕動；交感神經能使人心跳加快、肢體血管收縮、讓人出汗等；副交感神經興奮能使人心跳減慢、變弱。最後，從中醫的角度來說，脖子還是全身經絡的貫通之處，包含督脈、膀胱經、小腸經、膽經及三焦經5條重要經絡。脖子後面的風池、風府、大椎等穴位，是養生保健「要點」。

3. 脖子上的淋巴是人體的免疫防線

脖子裡分佈著密集的淋巴結與神經幹。病毒、細菌最易侵犯呼吸道和口腔，受到感染的淋巴液回流時，第一站就是脖子，因此脖子上的淋巴結也是人體第一道防線。

4. 脖子出問題會引起一系列疾病

專業研究顯示，70%以上的頭痛跟脖子有關，被稱為頸源性頭痛，表現為單側

或雙側枕部、耳後悶脹或酸痛，可伴有噁心嘔吐、耳鳴、眼脹以及嗅覺和味覺改變，很容易被忽略或誤診；頸椎病引起椎動脈供血不足，會導致頸性眩暈，特別是在頸部活動後更加明顯；頸椎骨質增生、錯位失穩、椎間盤突出等會導致頸胸綜合症，使人出現陣發性胸悶、心前區疼痛、窒息感；頸椎病可引起吞嚥不暢，這是因為食管上端和第六頸椎相鄰，後者增生就會壓迫食管；如果頸椎增生壓迫到頸交感神經，還會導致胃腸道蠕動減慢，誘發便秘、腹脹。

此外，脖子還是其他疾病的「信號燈」，美國睡眠協會的研究發現，脖子粗的人容易出現睡眠呼吸中止。還有學者指出，脖子越粗，患心腦血管病和糖尿病的風險越高。粗略統計，腦中風患者有90%以上都有頸椎病，所以頸椎病和腦中風之間存在密切的關係。慣性失眠或神經衰弱患者經臨床觀察發現70%以上伴有頸椎病。頸椎病還會引起嚴重的記憶力下降，甚至將來形成早發性失智症。

🌀 自我檢測：你是頸椎病的高危險群嗎？

（1）四肢某一部位發生像觸電般的放射痛，這是神經根型頸椎病的典型表現。如果同時伴有頭暈、噁心、視物旋轉的症狀，則往往伴有椎動脈型頸椎病。

（2）手指麻木，特別是雙側都麻木，可能是得了頸椎病，導致脊髓重要結構受到壓迫。

（3）手指彎曲實驗：手握拳，完全伸開後再握拳，10秒做20次以上才算正常。

（4）試著兩隻腳走在一條線上，頸椎病患者是走不了直線的。

（5）最近常常感到四肢無力，走起路來不穩。

（6）在最近的幾個月裡，發生了幾次原因不明的落枕。

（7）除了頸部不適外，經常頭暈、眼花、心慌。

（8）整個頸部肩膀酸疼得抬不起來。雖經按摩好轉，沒過幾天情況更糟糕。

（9）在裝扮上，從不落伍，夏天細肩帶、冬天低胸毛衣，常常露出性感的脖

頸。

（10）視力下降，而且眼睛特別容易疲勞、怕見光、常流淚。

如果你已經具備上述特徵一項以上，那麼就要警惕頸椎病了。

亡羊補牢永遠比不上未雨綢繆，與其等到頸椎受傷，再去接受長期繁瑣的治療，還不如主動出擊，讓頸椎受到精心照顧，不發生事故。

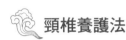 ## 頸椎養護法

1. 晨起養護

早上起床防止被寒邪侵襲。古人喜歡穿長袍，一方面是為了禮儀，其實另一方面也是養生之需。無論冬夏，都要為自己的頸椎保有舒適的溫度。即使是為了美麗，也要在辦公室準備一件披肩，以保護好頸背部。偶然有受寒現象，可以給自己煎一碗驅寒湯：紅糖2湯匙、生薑7片，水煎10分鐘，飲用1～2次就可以驅走寒氣。

2. 辦公室養護

即使身處人多的辦公室，也可以保養頸椎，比如利用休息時間練習頸椎操：端坐，全身不動，單頭部運動，分別做低頭、抬頭、頭左轉、頭右轉、頭前伸、頭後縮、頭順時針環繞、頭逆時針環繞動作。每次堅持5分鐘，動作要輕緩、柔和。

3. 午休後的按摩

午休以後不要馬上投入工作，可以單手拿捏頸部或用兩手小魚際在頸部後方來回摩擦，力度要輕柔，連續拿捏或摩擦50次，待頸部發熱後，會放鬆和舒適的感覺。

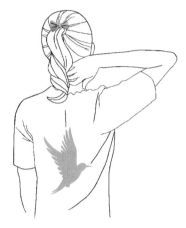

捏揉頸部

4. 增加戶外運動

軟骨組織的營養可不是通過血液供給的，而是通過壓力的變化進行營養交換。如果缺乏活動，軟骨就會營養不良，進而導致退化，增加戶外活動即是保養頸椎的方法之一，推薦的運動項目有遊泳、八段錦、易筋經、太極拳等。

5. 晚上泡腳、中藥熱敷脖子

晚上很多朋友喜歡泡腳，那麼我們就把泡腳和熱敷脖子放在一起，下面泡著腳，接著將少許小茴香、鹽半斤一起炒熱，裝入布袋，放在頸背部熱敷30分鐘，每天1次。這種方法可有效改善頸背部血液循環，緩解肌肉痙攣。但需注意，別讓溫度太高或時間過久。

6. 躺在合適的枕頭、床墊上進入夢鄉

枕頭和床是頸椎的親密伴侶，枕頭過高或過低，床墊過於柔軟都會連累頸椎。選擇一個合適的枕頭和床墊是一件當務之急的事情（關於枕頭和床墊在其他章節有專門闡述）。

讓我們善待頸椎，善待健康！

擅長偽裝的頸椎病

在許多人看來，只有頸部疼痛，甚至出現頭暈、四肢麻木、疼痛等症狀才算是得了頸椎病。殊不知，頸椎病還常常會偽裝成其他風馬牛不相及的症狀。近日，就有一則「誤把頸椎病當心臟病治療三年」的新聞，引人唏噓。

從三年前開始，王小姐經常感到胸悶、心慌、氣短，到醫院檢查多次，心臟卻並未發現異常，吃藥也不見改善。直到最近，她聽說一個朋友得了頸椎病，跟她的症狀有些類似，才趕緊找到骨科專家檢查，果然被確診患有嚴重頸椎病。原來，頸椎和上胸椎的小關節錯位時，會壓迫到交感神經和副交感神經，從而影響到支配心臟的神經，繼而引發心臟疾病，表現出心律失常等症狀。

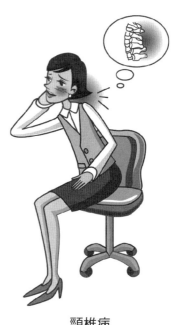

頸椎病

頸椎病真是太狡猾了！那麼，除了心臟病，頸椎病還會有哪些意想不到的「偽裝」呢？

1. 頸源性高血壓

頸椎病引發的高血壓，通常是由頸部交感神經興奮導致微血管收縮引起的，屬繼發性高血壓的一種，需要結合治療頸椎病才能把血壓穩定下來。此類病症當作高血壓治療多不見效，而頸椎病症狀被控制後，血壓即隨之下降。與單純的高血壓患者不同的是，有頸椎病的患者還常伴有頸部疼痛、上肢麻木等現象。

2. 頸源性腦血管疾病

據有關機構統計：全國每年近100萬腦血管疾病患者，26%是因頸椎病而誘發。這是由於椎基底動脈受壓，造成腦部供血不足，長期維持這種狀態，就會出現頭暈、手足麻木、走路不穩，甚至發生腦中風（腦血栓、腦栓塞），有些患者可因此導致偏癱（半身不遂）。據統計，腦中風患者中90%以上都患有頸椎病，可很多人之前不去注意，到腦中風後還不知道，甚至有很多醫師對此也不暸解。

3. 頸源性心絞痛

如果你患上「心絞痛」，一般藥物治療無效，應想到是否為頸椎病所致。這是因為支配橫膈膜及心包的頸椎神經根受到損害，或心臟交感神經受到刺激所致。患者可能出現心前區疼痛、胸悶、心律失常及心電圖ST段改變，易被誤診為冠心病，按壓頸椎附近的壓痛區會誘發疼痛，當頭部處於某種特定的位置和姿勢時可能使症狀加重，改變位置後則減輕，依頸椎病治療就能收到明顯效果。

4. 頸源性吞嚥障礙

吞嚥時有梗塞感、食管內有異物感，少數人有噁心、嘔吐、聲音嘶啞、乾咳、胸悶等症狀。這是由於頸椎前緣直接壓迫食道後壁而引起食管狹窄，也可能是因骨刺形成過速使食管周圍軟組織發生刺激反應所引起，臨床上極易誤診為食道疾病。

5. 頸源性眼病

表現為視力下降、眼脹、怕光、流淚、瞳孔大小不等，甚至出現視野縮小和視力銳減，少數患者還可能失明。這與頸椎病造成自主神經紊亂及椎基底動脈供血不足而引發的大腦枕葉視覺中樞缺血性壞死有關。

6. 頸源性胸部疼痛

表現為起病緩慢的頑固性的單側胸大肌和乳房疼痛，檢查時胸大肌有壓痛。這與頸椎第六和頸椎第七神經根受頸椎骨刺壓迫有關。

7. 失眠，神經衰弱

經臨床觀察，70%以上患者伴隨頸椎病發生。但很多患者和醫師只是把它當作失眠來治。

8. 反復發作的頭暈

這個症狀主要是椎動脈壓迫所引起，如果患者在高處作業、河邊行走、開車途中、機器操作的過程中突然暈倒，就會帶來很嚴重的後果。頸椎病引發的眩暈既有一時性的，也有患者頭部偏向一側時突然出現的。

9. 記憶力嚴重下降

大腦運轉靠血液，頸椎病會造成血流量減少，引發腦供血不足，進而導致患者記憶力下降。這一症狀在老年患者中最明顯。引發健忘的原因很多，一般建議患者先去神經內科、心腦血管科以及耳鼻喉科檢查，排除其他原因後再來骨科就診。但如果伴有眩暈、頸肩部僵硬等症狀，基本上可以肯定是頸椎病在作怪。

10. 耳聾、耳鳴

頸椎病的發生常伴有多種併發症存在，耳鳴、耳聾就是其中一種。頸椎病會導致腦供血不足，頸椎的骨質增生壓迫椎動脈，或刺激交感神經引起椎動脈、內聽動脈痙攣，出現缺血症狀，耳鳴症狀因此出現。

由此可見，當一些患者經常出現頭痛、牙痛、三叉神經痛、眩暈、噁心、嘔吐、失眠、煩躁或有精神抑鬱、視力及聽力障礙、味嗅覺及皮膚感覺異常、心律失常等症狀而又久治無效時，不妨查查頸椎，切忌「頭痛醫頭，腳痛醫腳」，因為病源很可能在頸椎。

愛美引起頸椎病

現代人對美女的評判標準中有一條，就是要有細長柔美的脖子，然而這樣的脖子卻是頸椎病的最愛。

有一次講座的時候，我發現現場的主持人才26歲就患有嚴重的頸椎病。為她治療的骨科醫師說，這是因為美女主持人脖子細長，頸椎周圍的肌肉太薄弱了，看起來就像一根牙籤頂了一個蘋果，當頭部長時間保持一個不良姿勢的時候，支撐的頸椎受不了，頸椎病自然就出現了。

從人類進化史上來看，四肢爬行的動物為了抵抗地心引力對頭部的吸引，走路時頭部一定要抬起才能看到前方的路與獵物。這種長久的抬頭過程，使牠們的頸椎以及頸椎附近的肌肉都非常粗壯。身體的進化規律就是這樣的，只有當它從純粹的功能中解放出來，才可能向優美變化，當猿猴開始直立行走，頸部不再負責抬頭，只負責承重頭部和靈活轉頭，就開始變細變長。這個美，是有成本的。在同樣的生活環境裡，一樣受風，一樣經常低頭，這位美女主持人會得頸椎病，換成拳王泰森就不會。越是高級的器官組織，進化成熟越晚，退化也越早。頸椎就恰恰符合這個規律，它在體現人體優美的同時，自身也最脆弱。

另外，女性的很多愛美習慣也會加重頸椎病。讓我們來看一下哪些是不好的習慣。

1. 甩長髮

長髮飄飄最能表現女性美，但頻頻甩動卻也是引發頸椎病的誘因。因為，甩頭髮這個動作要先稍低頭，然後手向後理頭髮，頭髮同時順勢向後外方轉個圈。這個動作往往是反復、長期而且單側的頸椎運動，很容易使頸部勞損而加重頸椎病。

2. 長時間在化妝台化妝

曾經接診過一個女患者，頸椎問題很嚴重，已經造成生理曲線變直，頸椎上有多處明顯的壓痛點，拍過片子發現有頸椎錯位的地方，複位後有好轉，但是很快就又發症，搞得我很鬱悶，對自己的治療方式也開始產生了懷疑。一次偶然之間詢問她每天的生活習慣才恍然大悟，原來她是一個時裝模特兒，每天花了超過兩個小時的時間在梳粧台上，長時間保持一種頸椎向前探的姿勢，這樣不但導致頸椎病，連肩部也會出現問題。

3. 托腮發呆

經常去的風景區有間裝修很別緻的小店門口寫著一個招牌：適合喝茶、看風景、發呆。後來在臨床時間長了，發現發呆也會得病，原來人發呆的時候，脖子是沒有支撐的，很多女性喜歡托著腮幫子想事情。然而托腮而坐或思考，也容易對頸椎造成損傷，發生軀幹傾斜，容易誘發頭疼、背痛。

4. 窩在床上或者沙發上

看過一幅漫畫描述宅在家裡的女人，畫得很傳神，就像蜷起來的貓。很多朋友喜歡在休日躺在床上看電視，由於長時間保持固定姿勢，人的軀體活動就比較少，而此時，頭部長時間保持一種姿勢，頸部肌肉便容易疲勞僵硬，這種情況下，當頭部轉動時，肌肉反應能力就會減弱，導致關節錯縫、肌肉扭傷，誘發頸椎病的，嚴重的甚至還會出現關節脫位。這些患者中，還或多或少出現了胸痛、背痛等症狀，這也是由於長時間的躺臥姿勢，造成背部和胸部關節紊亂所致。

5. 穿著清涼

有些吊帶背心的綁帶會造成脖子前屈，引起頸部肌肉緊張、痙攣，導致頸部動力平衡失調，影響正常的生理彎曲。時間長了就會出現病變的椎體增生、韌帶鈣化等，刺激或壓迫相鄰的神經和血管，從而加重頸椎負擔。此外，穿吊帶背心時脖子完全暴露在外，容易使頸背肌肉受寒，誘發頸椎病。

6. 不當的按摩

按摩的治療技術是一門很高深的學問，很可惜到了現在，變成了一個似乎人人

學個三兩天就可以上手操作的技術，其實頸椎是個很特殊的部位，比如對於脊髓型頸椎病而言，隨意按摩、捶打、牽引，可能對頸椎造成更大傷害，嚴重者甚至會導致癱瘓。

　　所以建議在保持某一個姿勢的時候，每過一段時間就換一個相反的姿勢來平衡一下，防止肌肉疲勞。儘可能每天晚上睡覺前用熱水袋熱敷一下頸椎後方，對於緩解肌肉痙攣，改善頸椎疲勞狀態效果良好。多練頭和雙手的對抗運動。站著或者坐著，上身直立，頭略微向後仰，雙手交叉放在枕後（後腦勺）部位。用力向後仰頭，同時雙手用力抵住枕部使頭不能後仰，這就是頭和雙手的對抗運動。這時候會感覺到頸部後方的大塊肌肉在持續收縮用力，但是頸部卻因為雙手的對抗動作無法後仰。這種狀態醫學上稱為肌肉的「抗阻等長收縮」，是迅速增強肌肉力量的最好方式。一般每天練習5組，每組20次，每次持續5～10秒。

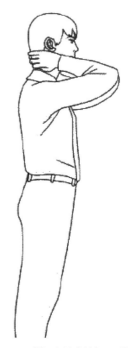

頭和雙手的對抗運動

你是「低頭族」嗎？

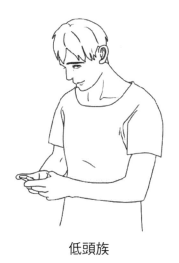

低頭族

　　很多朋友聽說過這個新聞：在某中醫院推拿科做頸椎牽引治療的患者當中，居然有一個八歲男孩軍軍（化名），引得診室一片譁然：怎麼這麼小的孩子也得頸椎病？

　　其實在臨床當中做過一個統計，現在的臨床脊椎病患者，尤其是頸椎病患者的年齡越來越趨向年輕化。很多小學生的頸椎在X光片下的顯示觸目驚心，不但生理曲線發生了變化，而且居然像老年人一樣有了明顯的增生，也就是說不到十歲的年齡居然有了四五十歲的脖子。那麼是什麼原因使孩子們的脖子變成了這樣的狀態呢？我不得不苦笑著說，科技。是的，科技是把雙刃劍，在帶給人便利的時候，也存在著隱患。

　　上面提到的軍軍就是被「科技」給害的。據他的媽媽說，因為工作忙無暇顧及他，就買給他一部平板電腦讓他玩遊戲，這一玩不打緊，除了吃飯和睡覺，孩子陷入了狂熱的狀態，簡直可以說是愛不釋手，發病那天據他媽媽說，他從早上開始大概玩了將近10個小時，他睡了一覺以後，忽然間脖子就動不了了，醫師判斷平時孩子頸椎已有勞損，這一天低頭時間過長，扣動了頸椎的「扳機點」，導致頸部肌肉僵硬而引起疼痛。

　　從臨床情況看，經常低頭玩電子產品和學習姿勢不正確，是頸椎病「低齡化」的兩大原因。孩子的骨骼還在成長過程中，十分脆弱。周圍保護頸椎的肌肉發育尚未強健，經不起長時間的勞損。正常人的頸椎生理曲線是向後彎的，呈C字形。長

期低頭會破壞這個結構，使頸椎生理曲線變直，造成頸部肌群肉勞損痙攣，頸椎失穩，稍用力不當就會出現小關節錯位，這一類孩子不但將來會終生伴隨頸椎問題，還會影響到其大腦的供血供氧，導致頭痛頭暈、失眠健忘、注意力不集中，嚴重影響到工作、學習和生活。

現在網絡上流傳著一句話：「世界上最遙遠的距離，莫過於我們在一起，你卻在玩手機。」這可能是對當今「低頭族」的最佳寫照。不少人發現，如今地鐵、公車裡的上班族，幾乎個個都「低頭看螢幕」，大部分在看手機，有的掏出平板電腦或筆電上網、玩遊戲、看動畫，每個人都想藉著盯住螢幕把零碎的時間填滿。很多人一到餐廳，首先就是問wifi密碼，然後在吃飯之前給食物拍個照片，發個文。

「低頭族」產生的原因，主要是因為大家對於媒體傳播新聞的一種依賴性。但實際上，低頭超過半個小時，人就會明顯地感覺到頸部十分疲勞，長期下來很容易導致頸椎退化。長期低頭看手機，眼睛還會疲勞，眼睛周圍肌肉得不到放鬆，進而導致眼睛酸痛，以及視力模糊等症狀。

長時間玩手機還會讓人變醜。首先長時間低頭，會讓面頰和下巴的肌肉因重力而下垂，可能形成雙下巴，呈現與年齡不符的老態；其次，手機螢幕上的文字小，讀起來費力，下意識地瞇眼會在眉間眼角形成皺紋；其次，「煲電話粥」會令皮膚產生黑色素，久而久之會生成斑點……這些不是危言聳聽，長時間低頭玩手機確實會影響到我們的面容。輻射也會讓你的皮膚變差，還會造成肌膚老化，主要表現在產生三種皺紋上：川字紋、抬頭紋和頸紋。當你在搖搖晃晃的車上、地鐵上認真地盯著手機看時，眉頭其實已經不自覺地皺了起來。經年累月，眉間的川字紋一旦形成，就再也別想「抹」去了。而長時間低頭聚精會神地看東西的人，由於額頭肌膚長時間緊繃著（又因肌膚缺水、身體老化等），一抬頭必現「三」字皺紋。

低頭看手機對於身體損害最大的還是頸椎，在我們低頭看手機的時候時頸椎前曲角度達45°以上，比坐著時的30°更多，不正確的姿勢持久不變，就有可能引發嚴重症狀，長期固定姿勢會造成肩頸酸痛、僵硬或是手麻的「肩頸症候群」。如果頸椎長期處於極度前屈的異常穩定狀態，就會對頸椎造成傷害，而這種危害比看電腦

還要高幾十倍。

　　很多低頭族會不以為然，說我都低了這麼長時間，也沒感覺有什麼毛病呀。首先，這些疾病是一個累加的過程，很多人覺得自己的疾病好像是某一天忽然產生的，其實不是，而是不良習慣達到一個高峰以後，被某一件事情忽然擊垮。另外，你在這個過程中可能會出現以下這些不舒服的感覺，這種不舒服其實就是頸椎病的徵兆，提示我們一定要注意。

　　（1）久治不癒的頭暈、頭痛或偏頭痛。

　　（2）非耳部原因的持續耳鳴或聽力下降。

　　（3）不明原因的心律不整、類似心絞痛的症狀。

　　（4）久治不癒的低血壓或「莫名其妙」的高血壓。

　　（5）久治不癒又「找不到原因」的內臟功能紊亂，如呼吸系統、消化系統、內分泌系統功能紊亂等。

　　（6）不明原因的失眠多夢，記憶力下降。

　　（7）總是將頭歪向一側或反覆落枕。

　　（8）反覆發作的頸腰背痛。

　　（9）長期打鼾。

　　（10）頭重發麻，手指發麻，上肢無力等。

　　是不是覺得很可怕？讓我們將手機收起來，把頭抬起來，做個健康的抬頭族吧！

你的脖子酸痛嗎

　　長時間伏案工作的人群大多會有這樣的體會，後腦勺下的肌肉經常酸痛，尤其是用手指點按後枕部的時候疼痛會更加厲害，有時太陽穴附近也常常會感覺疼痛，這是為什麼呢？

為什麼脖子會酸痛

　　其實這種狀態跟後腦勺下方的枕下肌群有很大關係。枕下肌群，位於枕骨的下方，寰椎、樞椎的後方，頭半棘肌的深面，作用於寰枕及寰樞關節，主要包括頭後大、小直肌和頭上、下斜肌。

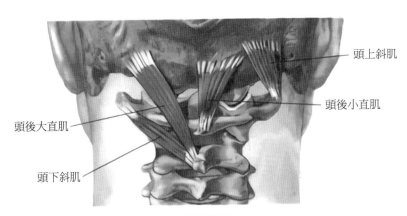

頭上斜肌

頭後小直肌

頭後大直肌

頭下斜肌

枕下肌群

（1）頭後大直肌的作用是幫我們仰頭、轉頭，形態細長，上端連著枕骨，下面連著第2頸椎樞椎。

（2）頭後小直肌，是我們仰頭時會用到的，相對短胖，上端也連枕骨，下面連著第1頸椎寰椎。

（3）頭後上斜肌是我們做仰頭、轉頭、頭部側屈動作時要用到的，上端連在枕骨上，下端連在寰椎的橫突（相當於頸椎兩側伸出來的翅膀）上。

（4）頭後下斜肌的作用是幫我們轉頭，是這4組肌肉裡唯一不連著頭骨的肌肉，上端連在寰椎橫突上，下端連在樞椎的棘突上。

這4組核心肌肉，主要掌管著我們仰頭、轉頭、頭部側屈的動作，同時也產生輔助穩定頭部的作用。

長期伏案或低頭工作人群，由於枕下肌群長時間處於緊張狀態，容易造成累積性傷害，即通常所說的勞損，因枕下肌群長期受累，可能導致肌肉及肌筋膜結締組織慢性發炎、腫脹和硬結，進而引起肌肉痙攣、硬化和沾粘，進而壓迫枕大神經和頸動脈，使頭頸部發生酸脹疼痛。這也是很多臨床上頭痛的患者在使用藥物效果不佳，一直找不到原因的癥結所在。

所以我演講的時候經常說，脖子是人體很重要的一個地方，後腦勺是脖子很重要的地方，建議大家早上起床後或者伏案工作勞累後，多對後腦勺部位進行良性刺激。

脖子酸痛這樣做

好了，說了這麼多，我們談談具體的治療方法。

1. 牽拉枕下肌群

採取俯臥姿態。將手放在你的枕骨後方，手指像彈鋼琴一樣按揉你的枕下肌群，然後慢慢向頭頂的方向牽拉，堅持5分鐘。每天1次，堅持1個月。

2. 網球按壓

採取仰臥姿態。把一個網球墊在你最痛的位置，堅持2～3分鐘，每天至少一次。這個方法雖然沒有按摩治療效果快，但也能產生放鬆的作用。

3. 練習少林文八段錦

（1）兩手抱崑崙：崑崙指的是枕骨下的頸部。具體方法是將雙手交叉，自身體前方緩緩上起，經頭頂上方向下將兩手掌心緊緊貼在枕骨處。手抱枕骨向前用力，同時枕骨向後用力，使後頭部肌肉產生一張一弛的運動。這個動作可以活動頸部小關節,增加頸部肌肉力量，增強對頸椎的保護功能，輔助治療頸部扭挫傷、落枕和頸椎病引起的頭頸項背筋肉酸痛。

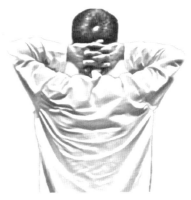

兩手抱崑崙

（2）左右敲玉枕（鳴天鼓）：以兩手掩住雙耳，同時兩手的食指相對，貼於兩側的玉枕穴上。隨即將示指搭於中指的指背上，然後將示指滑下，以示指的彈力緩緩地叩擊玉枕穴，使兩耳有擊鼓般的咚咚聲。左右各24下，兩手同彈，共48聲。對後頸部的肌肉能產生很好的放鬆作用。

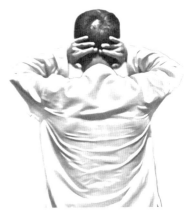

左右敲玉枕

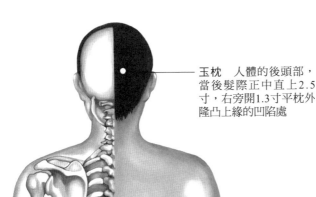

玉枕　人體的後頭部，當後髮際正中直上2.5寸，右旁開1.3寸平枕外隆凸上緣的凹陷處

（3）微擺撼天柱：頭部略低，使頭部肌肉保持相對緊張，以左右「頭角（額角）」的力量，將頭向左右頻頻轉動。如此一左一右地緩緩轉動20次左右。

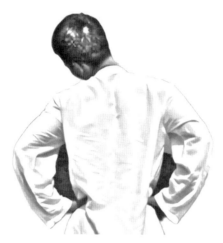

微擺撼天柱

（4）背摩後精門：將本來摩擦腎俞的動作改成摩擦後腦勺。以鼻吸氣，然後屏住氣，用兩掌相搓擦生熱，一面徐徐呼氣從鼻出，一面分兩手在後腦勺上下搓擦36次，同時順帶著對太陽穴附近也進行摩擦，能夠有效改善後頸部肌肉的痙攣，使氣血快速貫通。

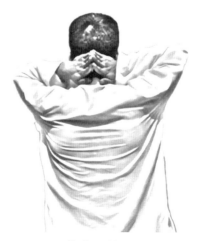

背摩後精門

057

選個好枕頭

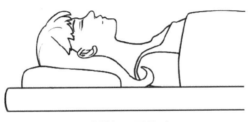

選對枕頭不生病

　　人的一生平均有三分之一的時間在床上度過，所以選擇合適的睡眠用具就非常重要。枕頭保證了我們在睡眠的時候維持頭頸部正常位置，保持頸椎段正常的生理曲線。如果枕頭使用不當，不僅使頸部肌群失去外在平衡，而且直接影響頸椎管容量的大小和局部組織的生理結構，長久下來，我們不但不能從睡眠當中獲得健康和精力，還會埋下病根。因此，必須選對枕頭。

睡覺的枕頭該多高？

　　高枕容易引起頸椎病：古人云，高枕無憂。然而，臨床上有很多落枕患者就是因為睡了太高枕頭。所以高枕是引起落枕、頸椎病的常見原因之一。

　　低枕容易使供血不均衡：專家認為枕頭過低或不用枕頭同樣不利於健康。有的人患了頸椎病後認為不用枕頭利於康復，其實這種想法是不科學的。不墊枕頭，人仰臥時過分後仰，易張口呼吸，進而產生口乾、舌燥、咽喉疼痛和打鼾現象。如果

側臥不墊枕頭，一邊的頸部肌肉也會由於過分伸拉、疲勞而導致痙攣、疼痛，出現落枕。

枕頭過低還會使得供血不平衡，容易造成鼻黏膜充血腫脹，而鼻黏膜很敏感，一腫脹便會影響呼吸。如果頸部與肩部在一覺醒來後出現酸痛的現象，那也可能是枕頭太低或不用枕頭造成的。

那麼，枕頭究竟該多高才合適呢？枕頭的高度，以仰臥時頭與軀幹保持水平為宜，即仰臥時枕高一拳，側臥時枕高一拳半。一般來說枕高以10～15公分較為合適，具體尺寸還要因每個人的生理弧度而定。

此外，過硬的枕頭，與頭的接觸面積減少，導致頭部壓力增大，頭皮會感到不舒服；枕頭太軟，難以保持一定的高度，會導致頸肌過度疲勞和影響呼吸通暢，不利於睡眠。枕頭只有柔軟又不失一定硬度，才能既減少與頭皮之間的壓強，又保持不均勻的壓力，使血液循環可從壓力較小的地方通過。建議大家選用填充物為蕎麥皮的枕頭。

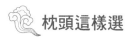 枕頭這樣選

1. 仰臥易打鼾，枕頭應鬆軟

優點：仰臥時，頭、頸和脊椎自然彎曲，腰背不會出現側彎扭曲。對於常胃食道逆流的人，這也是理想的體位，頭枕得稍高，胃部低於食道，胃酸就不易逆流。仰臥還可避免臉部被擠壓出皺紋，尤其對女性來說，乳房不受擠壓，可減輕下垂狀況。

缺點：仰臥時頭部若過高，會阻礙呼吸，因此採用這個睡姿最容易打鼾，對心肺疾病患者較為不利。

選個好枕頭：最好選擇蓬鬆柔軟、10～15公分高的枕頭，既能讓頭頸得到足夠的支撐，又不會太高。

2. 側臥脖子疼，枕頭應加高

優點：側臥整體來說對健康有利，可以減輕打鼾及反酸現象，保持脊椎正常舒展，避免腰背疼痛，並且最適合孕婦。需要提醒的是，孕婦應向左側臥，這樣能保持血流通暢。

缺點：側臥會擠壓臉部產生皺紋，並易使乳房下垂。側臥時，人們通常會蜷縮身體，這有助於緩解脊椎間盤壓力，但頭不宜過高或過低，否則醒後易頭頸痛。

選個好枕頭：經常側臥的人，需要一個較高的枕頭，躺下後，枕頭的側面應形成馬鞍狀。這樣才能填補頭和肩膀之間的空隙，使頭、頸、脊椎處於一條直線上。另外，側臥時，兩膝之間還可以夾個小枕頭。

3. 俯臥易落枕

俯臥最不利於健康。俯臥不利於脊椎保持直線，容易引起落枕，而且此時關節和肌肉都會產生一定的張力，刺激神經導致疼痛、麻刺感。此外，俯臥時胸部受壓，會加重心肺負擔。

4. 枕頭選購及應用

（1）市面上某些枕頭會於枕內加入磁石或草本植物，宣稱有助入睡，但應注意部分人或許會對某些成分過敏，而在枕內放置磁石，也需要留心入睡時是否會觸碰到這些硬物。

（2）部分人用枕頭時，會誤置於過高位置，只顧支撐頭部，忽略了對頸部的支撐，其實枕頭最重要的功用是保護頸椎，以維持其弧度。

（3）選擇枕頭時，應先用手按壓測試軟硬程度，避免過硬。軟硬適中的枕頭能讓頭部就枕時，減少頭部與枕頭之間的壓力，使頸部與頭部的血液循環更為暢順。

（4）有些人在睡覺時，會覺得不使用枕頭更為舒適，這很可能代表頸椎已出現病變或移位，因此使用枕頭時反而較難以支撐，建議如有此類情況應立即就醫檢查。

（5）入睡時避免將手臂高舉過頭，因這動作會令手臂的神經受到拉扯，並同時壓迫手臂和肩膀的肌肉及血管，影響神經和血液循環。

反覆落枕，可能是頸椎病的前兆

　　一位30多歲的朋友在飯局上跟我說他經常落枕，平均一週就會有一次，別人說可能是枕頭的問題，於是他換了一個頸椎保健枕，可還是經常落枕。我跟他說：你還是到我們醫院來檢查一下，我懷疑你是頸椎病。他疑惑地說：落枕怎麼變成頸椎病了？後來來醫院一檢查，發現真的是頸椎病，頸椎生理曲線已經變直，頸椎第三節椎體向左偏歪。

　　然而，生活中還是有許多人對於落枕不夠重視，認為這根本就不是病，不用管它也會慢慢轉好。但是這裡提醒大家，臨床上常把落枕稱為急性頸椎關節周圍炎，說明它就是一種炎症，如果不加以重視，很可能會引發慢性疾病。特別是反覆落枕就被認為是早期頸椎病的一種臨床表現。

為什麼會落枕？

　　出現反覆落枕，說明頸椎周圍的韌帶開始鬆弛，失去了維護頸椎關節穩定性的功能，醫學上稱為「頸椎失穩」，而且椎關節已可能發生「錯位」，可能波及椎間盤，使骨質增生加速，發展成頸椎病。

　　落枕通常是由於睡眠時頸部姿勢欠佳，枕頭高度不當，致使頸部一側肌肉、關節和韌帶長時間地受到過度牽拉，造成急性軟組織損傷，或睡眠中未注意保暖，使頸部一側的肌肉受風著涼，寒冷刺激引起局部肌肉痙攣性疼痛。但落枕不只會在睡眠時發生，任何使頸部肌肉勞累或者突發性損傷，如患有頸椎病或頸椎關節錯亂，均可能反覆引起落枕。

中醫認為，「氣為血之帥，血為氣之母」，當氣機無法推動血液運行時，頸部受風寒也會導致落枕。而夜間正是陽氣漸衰、陰氣漸盛的時候，這時，若不注意避開風寒，很容易受到外邪侵襲而導致脈絡受阻，進而出現落枕。

一般來說，落枕是可以自癒的，如果貼膏藥或輕輕按摩會好得更快，大概一兩天疼痛就會有明顯緩解。如果落枕後三天以上還沒有明顯好轉，那就需要注意，可能是頸椎病的前兆；如果連續在一段時間內反覆出現落枕，頸椎病的可能性更大。

前不久，一位三十多歲的年輕女性來找我看病。她三天前早上起床後，突然感覺脖子酸痛、肩頸僵硬，沒法自由轉動頭部。剛開始以為是晚上睡覺吹冷氣引起的落枕，便沒有特別在意，隨便找了張膏藥貼上，誰知過了幾天她感覺脖子越來越疼，貼膏藥處還有些紅腫。我注意到她的職業是會計，最近幾個月經常加班，便建議她做完檢查再來找我，拿到結果一看，她果然是頸椎病。

因此建議，長期在空調環境辦公的人們，白天在電腦前工作一段時間後應該站起身活動一下頸部；睡覺時要選舒適的枕頭，枕頭高度要符合個人的肩寬需要，仰臥枕高約一拳。如果已經落枕，睡覺時一定要用枕頭，否則會讓頸部肌肉更加疲勞，加重水腫。

治療落枕的秘密武器——擀麵棍

如果落枕了，你會怎麼做？相信大多數人都會忍一忍，等它自己好轉。其實，你家廚房裡就藏著治落枕的利器，那就是擀麵條用的擀麵棍。

小時候落枕了，奶奶總是用擀麵棍為我治療落枕。先把擀麵棍放在火上烤到身體能接受的溫度。我趴在床上，奶奶用發熱的擀麵棍在我頸部輕輕滾動，直至頸部皮膚發熱發紅為止，這時通常會感覺很舒服。

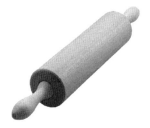

擀麵棍

　　前一陣子和幾個朋友聚會，其中一個朋友說：「這兩天落枕可把我折磨死了，脖子稍一扭動就疼得厲害。」我靈機一動，決定用擀麵棍來給他治療一下。

　　我就叫他們家人準備一根擀麵棍，把擀麵棍在火上烤一下，趁熱拿過來，並讓朋友把頭低下，像擀麵條一樣，用擀麵棍在他的脖子上擀了十幾下。朋友頓時感覺脖子舒服多了，轉動起來也靈活了很多。

　　需要注意的是把擀麵棍放在火上烤時，火不要太旺，擀麵棍也要不停地轉動。治療時，頸部皮膚稍微發熱發紅即可，不要擀到起泡。平時可嘗試多用熱毛巾敷頸部。

　　小方法治療大痛苦，建議朋友們回去專門準備一根擀麵棍吧。

🌀 預防落枕的注意事項

　　（1）選擇有益於健康的枕頭，用枕不當是落枕發生的原因之一。睡覺時枕頭應放置在後頸部，而非後腦勺上，高度應以躺下時正好攤平為宜。

　　（2）避免不良的睡姿，如俯臥時把頭頸彎向一側；在極度疲憊時還沒有躺正就熟睡；頭頸部位置不正，過度屈曲或伸展等。

　　（3）避免受涼、吹風和淋雨，晚上睡覺時一定要蓋好被子，特別是兩邊肩頸部的被子要塞緊，以免熟睡時受涼使風寒邪氣侵襲頸肩部，引起氣血瘀滯、脈絡受損而發病。

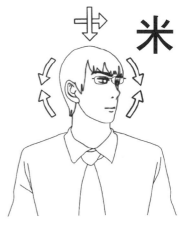

　　（4）留意飲食平衡，葷素合理搭配，多攝入富含維生素、礦物質、鈣的食品，如新鮮的蔬菜、水果、奶製品及豆類製品。

　　（5）經常適量運動，特別是做頸椎的活動操，如米字操，也就是用頭部動作來畫「米」字，這是一種操作簡便的頸部保健操，但動作要慢，快了容易傷到頸椎。

咽喉炎與頸椎病息息相關

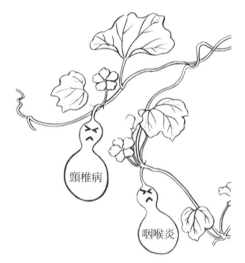

咽喉炎與頸椎病就像一根藤上的兩條瓜

　　作為中醫師，經常會有親朋好友因為疾病問題前來求助，剛開始只覺得有些似乎八竿子打不著的疾病也會被拿出來諮詢，日前一個患者的經歷使我改變了想法。

　　一個朋友的父親，50多歲，患慢性咽喉炎多年，常感咽喉發癢，時而聲音發啞，又有頸椎病數年，中醫西醫遍試，均無良效。找到我以後，我先是介紹他到耳鼻喉科就診，但是一個階段下來，效果跟原來差不多。後來，我在翻閱醫學雜誌的時候，偶然看到了一篇文章介紹咽喉炎跟頸椎病的關係，靈機一動，這個患者會不會也是跟頸椎病有關係呢？於是我就讓他拍了頸椎X光片，發現他的頸椎第四節到第六節椎體均有不同程度的錯位，即為他按摩糾正錯位，病人頸椎病不適症狀立減，咽喉癢感消失，後來繼續治療兩次，患者頸椎病和咽喉炎均不藥而癒，至今再

未發病。

　　提到咽喉炎的病因，大家想到的大多是對咽喉黏膜產生一定刺激的感染性疾病和免疫性疾病，而不會認為該病會與頸椎病有關。然而事實證明，咽喉炎症是頸椎病的常見併發症，也就是説，咽喉炎與頸椎病是一根藤上的兩條瓜，關係十分密切。

　　脊椎專家通過長期的臨床實踐發現，90%以上的頸椎病患者，均伴有程度不同的咽喉部炎症。有些職業人士如演員、教師、接觸粉塵或化工產品的工人等，其咽喉部長期處於緊張和慢性刺激狀態，是頸椎病的好發者。另外，抽煙、酗酒等易患感咽喉炎症的人群，也易患頸椎病。

　　究其原因，頸椎與咽喉相近，兩者之間的血液和淋巴循環存在密切聯繫。咽喉的細菌、病毒等炎性物質，也會播散到頸椎部的寰枕、寰樞和其他椎間關節及周圍的肌肉、韌帶，使這些組織痙攣、收縮、變性、肌張力下降、韌帶鬆弛，從而破壞頸部脊椎及軟組織的完整性與穩定性，最終引起脊椎內外平衡失調，導致頸椎病的發生。

　　反過來看，頸椎病引發咽喉炎在生活中也相當常見。例如很多人坐姿不佳，弓著背、彎著腰，會使頸椎椎體前緣逐漸形成骨刺，壓迫刺激咽喉，容易造成咽喉炎、水腫，引起吞嚥困難、喉嚨痛、聲音嘶啞等不適，繼而引發急性咽喉炎，如果反復發作得不到治療，就很可能變成慢性咽喉炎。

　　所以，頸椎病和咽喉炎兩者誰先誰後發生並不重要，重要的是兩者可以互為因果，互相影響，使頸椎病和咽喉炎難以治癒，甚至病情反覆，逐漸加重。所以對頸椎病、咽喉炎，應採取頸咽同治的治療，既重視咽喉炎的治療，同時也應重視頸椎病的治療。

　　由此可見，患者如果長時間感覺咽喉不適，應注重頸部的保護。在日常生活中，要注意保護咽喉，多喝水，不抽煙，少吃刺激性強的食物，如辣椒，冬天注意頸部的保暖，出門要圍圍巾保護頸椎，積極預防上呼吸道感染。

高血壓，可能是頸椎惹的禍

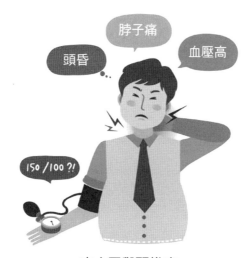

高血壓與頸椎病

同行在一起吃飯的時候，經常會交流看診的心得，其中一個同行講了一個自己在臨床上無心插柳柳成蔭的故事。

有一位患者患了頸椎病來找他治療。患者描述自己除了有頸椎病以外，還有高血壓，但他的家族當中沒有高血壓遺傳病史，雖換了好幾種治療高血壓的藥物，效果也不明顯，他還是每天定時服用，當作是自我安慰。奇怪的是，他的高血壓和低血壓常常交替發生，一點都不穩定，發作時表現出頭昏、頭暈、記憶力減退、全身無力等症狀。而且他發現血壓的變化似乎跟頸椎有莫大的關係，當他後頸部疼痛、頭痛或頭暈時，血壓升高；頭頸部症狀緩解後，血壓亦隨之下降。這一點在發病早期尤為明顯，隨著病程的延長，此現象逐步減少。

　　説者無意，聽者有心，我的這位同行是個有心人，他想起來在高血壓的形成中有一種類型跟脊椎有莫大的關係，叫作頸源性高血壓。

　　頸源性高血壓是指因頸椎勞損、退行性變化、外傷等原因，使頸椎失穩及錯位，產生炎症，直接或間接刺激頸交感神經節或椎動脈而引起血管舒縮功能紊亂，腦內缺血，從而導致的中樞性血壓異常。隨著頸椎病的發病率不斷增高，據相關機構多年觀察，在臨床中約有30%的高血壓患者與頸椎病有關。

　　想到這裡，同行若有所悟，在這位患者下一次就診的時候，准備好血壓計，提前量了一下血壓，同時找到這位患者的X光片仔細觀察，並且對頸椎進行再一次詳細觸診，很快得出了判斷：第二節到第四節頸椎骨錯位，並伴有椎間盤退化、椎間盤突出。於是跟患者商量，做一下複位按摩，看看除了頸椎，血壓是不是也會發生變化，患者欣然同意。

　　為了舒緩他的心情，同行先用艾條對其頸椎部位進行全面的回旋灸，等到皮膚發紅，再為他進行了比較專業的按摩復位，之後對頭部和頸部做了15分鐘左右的舒緩。做完之後，患者描述自己的腦子特別清醒，就像被水沖刷過一樣，量了一下血壓，神奇的事情出現了，血壓完全正常。在隨後的半個月治療裡，患者的頸椎病和高血壓都得到了有效的治療，這位同事也從這個病例當中受到了很大的啟發，還專門寫了一篇文章論述脊椎與高血壓關係的文章發表在專業期刊上，實在是皆大歡喜。

　　當然，我們要清醒地認識到，不是所有高血壓都是由脊椎病引起的，一般跟脊椎有關的高血壓一定要在臨床上對脊椎做深入的檢查，看脊椎是否有頸部活動障礙，頸肌是否緊張、壓痛，或皮膚溫度是否降低，觸棘突或橫突是否有偏移等。再看頸部X光片檢查是否有異常表現，如椎體骨刺、椎間隙狹窄、鉤椎關節退變硬化、頸椎生理彎曲變直、椎體後緣增生等。

保護頸椎，預防失智

　　今年剛過五十的李阿姨最近有點奇怪，就連自己的女兒也覺得母親不對勁，三天兩頭出門忘記帶鑰匙，整天在家裡找東西，因為只要隔了一天，原來買的東西放到哪裡都忘記了，更糟糕的是正在煮飯時，如果有電話打進來，接過電話就會忘記剛才還在做飯。另外，女兒發現母親的性格也發生了變化，原來動作十分靈活，做事情很有效率，現在卻變得遲鈍，而且經常說錯話。女兒不放心就帶母親到醫院檢查，做了記憶檢測，發現她確實出現記憶障礙，接著又做了頭部的核磁共振、腦電圖等檢查，醫師告訴家人這是老年失智症的早期表現。

　　女兒不能理解，怎麼才五十歲的母親就開始失智了？醫師建議她帶母親到骨科檢查一下頸椎是否有問題。這下子她更不能理解了，失智症怎麼還和頸椎有關係？

　　然而，骨科的醫師還真是給李阿姨找到一點端倪，在照了頸椎的正位、側位、斜位、開口位的X光片，經過MRI檢查後，發現她有頸椎椎間盤脫出、骨質增生、輕度的椎管狹窄，並且在李阿姨的頸椎上找到了明顯椎體偏歪的壓痛點，經過正骨、鬆筋等一系列綜合治療，一個星期以後，女兒發現媽媽不但頸椎症狀緩解了，失智症狀也在慢慢緩解。

　　難道頸椎病也會引起老年失智症嗎？醫師笑著說，這一種失智又被稱為頸源性失智。因為椎動脈依次從各節頸椎的橫突孔中向上穿行到達顱內，負責後1/3腦組織的血液供應。一旦頸椎發生骨質增生、錯位等病變導致橫突孔變細變形，椎動脈受到壓迫或刺激，引起血管腔狹窄或血管痙攣，通過的血流量減少，會導致所供應的腦區發生供血不足，尤其是同時患有頸動脈狹窄的老年人，腦缺血程度更重。慢性腦缺血會引起遺忘等認知功能下降，長此以往，最終形成「失智」。

　　所以當我們周圍的老年人經常出現說話前言不搭後語、反覆遺忘、反應遲鈍、

計算困難的時候，除了查一下腦部，還得查一下頸椎是不是也有問題。如果是因為頸椎的問題引起的遺忘乃至失智，進行積極的治療，改善效果還是很明顯的。

　　少林八段錦是對付脊椎病的利器。所以我在推廣少林八段錦的時候，經常開玩笑說，趕緊練習吧，別讓自己提前失智了。具體練習方法見拙作《少林八段錦》（廣東科技出版社）。

防治頸椎病的絕妙方法——「頭頂若懸」

　　王小姐去年剛從大學畢業，幸運的是她畢業前就找到了適合自己的一份辦公室秘書工作。王小姐本身就愛靜不愛動，加上很喜歡這份工作，所以經常坐在電腦前好幾個小時，而且在她用電腦時頭部會不自覺地往前傾。不到幾個月她就忽然感覺不對勁，覺得左手酸麻，還延伸到手指，經X光檢查，發現她的頸椎變形，進一步做核磁共振檢查，確認是頸椎第四、五節椎間盤突出，壓迫到神經。

　　這下子她慌張起來，年紀輕輕怎麼就得了這麼嚴重的疾病。在我的建議下，先做保守治療，於是施以頸椎牽引緩解壓迫，同時進行熱敷、電療等，折騰了約三個月才把症狀控制住。

　　她問我，怎麼用個電腦就會這麼嚴重？我向她解釋，你這種情況主要原因是頭部長期前傾，從力學的角度來說，頭部前傾會給頸椎造成很大的壓力，前傾時，若耳朵超過肩峰1英寸（2.54公分），壓力就會多一倍，時間長了超過了頸椎的承受能力，自然就會發病，所以改變頭前傾是第一步。

　　她試了一段時間，回來跟我抱怨說，剛開始還能記住保持頭部端正，可是一旦工作認真的時候，頭又會不自覺地前傾，覺得非常苦惱，不知道該怎麼辦？我笑了，對她說別擔心，教你一個少林功夫的妙招就能把這個問題解決掉。

　　這個功法在少林功夫裡面是一個基本功，叫作「頭頂若懸」。就是無論坐在那裡還是站在那裡，頭頂都好像被一個東西在上面牽著，這樣脖子就自然保持正直狀態了。道理大家都明白，但是怎麼實施還是有些小竅門的。我建議王小姐回去以後在工作的時候在頭頂上放一本書，這樣子頭部再向前傾或者左右歪斜時，書就會掉下來，可以時時提醒自己保持頸椎的正直狀態。她回去試了以後發現效果十分明顯，不但頸椎病不再犯，連氣質都發生了變化，整個人變得神采奕奕。

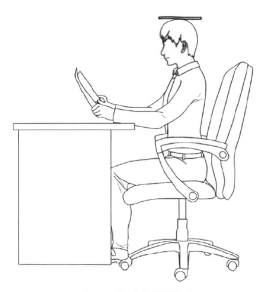

頭部頂書防治頸椎病

其實我在多年研究少林功夫與健康之間的關係時，就逐漸發現少林功夫的很多要訣都來自於日常生活，甚至感悟到很多人在生活中都不知不覺地實踐功夫當中的頭頂若懸。

比如在非洲，無論男女老幼，都是頭頂功的雜技達人。上學路上，孩子頭頂書包。工地裡，建築工人頭頂水泥桶。婦女們無論街市購物還是田間勞作，靠的都是頭頂功，體積小的直接放在頭上，體積大的就在頭上加塊布，百八十斤不在話下。為人母者，頭上頂著重物，背上還背著待哺的嬰兒。在熙熙攘攘的鬧市，很多人頭頂半邊盤子的東西，不搖不晃，更不需手扶。甚至街邊叫賣雞蛋的非洲婦女都是將雞蛋頂在頭上，一點都不擔心雞蛋會掉下來摔碎。

日復一日的頭頂功，使他們的頸背肌肉結實有力，我們常見的頸椎病幾乎跟非洲人扯不上關係。所以要想防治頸椎病，多跟他們學學吧。

面壁思過也能治頸椎病

　　佛教禪宗初祖達摩修行的法門是禪定，其基本的姿勢是坐著達到四大皆空。傳說達摩在達摩洞中修行九年，身影都印在石壁上，因此這種修行方式也叫壁觀。後來該詞語發生了有意思的改變，成為「面壁」，再後來變成了成語「面壁思過」。

　　在少林寺的功法中有一個比較特殊的功法叫作「面壁蹲牆功」，這個功法在其他武術門派當中也非常常見，逐漸成為改善身體狀況、提高功力的基礎功法。在做脊椎復健訓練時，我將這種功法在臨床中實踐，常常讓患者直接在診室鍛鍊，到額頭出汗再回家。實踐得越多，我發現這種方法對於脊椎的保養很有效果。所以在此講解，歡迎大家自行練習，將自己的脊椎鍛鍊得更強健。

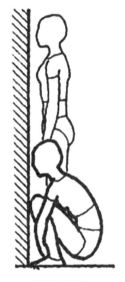

面壁蹲牆

　　蹲牆由於面向和背向的不同而分為正蹲牆和反蹲牆兩種方式。我們今天主要講解正蹲牆。本功法具有簡單、有效、速成、安全、易於操作、省時省力、不占空間、隨時隨地均可練習等特點。因此，特別適合於快節奏的現代人。

　　本功法鍛鍊的時候可以找一面光滑筆直的牆壁，面對牆壁，兩腳併攏（初練時可兩腳分開，平行站立與肩等寬），腳尖與牆根接觸，周身中正，兩手自然下垂，然後下蹲。蹲時兩肩前扣，含胸，鼻尖觸牆，頭不可後仰，腰向後突，不得前塌，蹲到大腿呈水平狀態時，可以停留一會再往下蹲，蹲到極限再慢慢上升站起，起時鼻尖也要觸牆，故此法又稱面壁蹲牆法。一下一上為一次，每次做10～30次，每天做1～2次。剛吃完飯最好不要練蹲牆功，練功後一小時內禁止洗冷水澡，出汗後儘

量避風。

面壁下蹲的時候要細心體會骨盆下降過程中將脊椎緩慢拉長的感覺。上起時候要由百會穴上領，把整個脊椎由上到下，由頸椎到胸椎、腰椎至骨盆，最後到兩條腿緩慢地向上拽起來，細心體會脊椎緩慢回縮的過程。一上一下體會脊椎的一伸一縮，一張一弛。

面壁蹲牆功能夠對脊椎錯位與偏斜進行自我修正。因此，蹲牆功對頸椎病、腰椎間盤突出與骨質增生、彎腰駝背等脊椎系統的錯位及偏斜，具有相當好的治療與預防作用。為什麼會有如此的效果呢？

根據實驗，如果一個人在正常站立狀態下脊椎長度為50公分，他正常蹲下時的脊椎也只是被拉長3公分左右（每個椎間大約被拉長0.1公分）。而在蹲牆狀態下，由於鼻子要對著牆，所以脊椎在保持平衡的狀態下，反向牽拉，脊椎就被主動拉長。通過蹲牆功的這種一張一弛，一伸一縮，脊椎中錯位與偏斜的椎體被自然回復到原位。而蹲牆功起落的同時，也鍛鍊了相應的頸部、肩部、背部、腰部肌肉與韌帶，由於這些軟組織堅強的維繫作用，複位的椎體很難再脫出，從而使根治脊椎椎體偏斜成為可能。

如前所述，現代脊椎醫學認為，「脊椎不正乃萬病之源」，不同部位的椎體出現問題，會引起上百種不同的器官病症，而透過蹲牆功對椎體偏斜的修正作用，由脊椎偏斜直接或間接引起的上述病症也就能快速根治。因此，有各種器官疾病者不妨一試蹲牆功，相信很多朋友會有所收穫。

第四章

脊椎養護：胸椎篇

駝背不可怕，一起來矯正

　　駝背之名自古有之，本意是駱駝的脊背，比如唐代詩人杜甫《送蔡希曾都尉還隴右因寄高三十五書記》詩云：「馬頭金狎帢，駝背錦模糊。」但另一種駝背就跟我們有莫大的關係了，這種駝背指人的脊椎向後拱起。

　　人有沒有氣質跟體形、姿勢都有莫大的關係，如果一個人是彎腰駝背的狀態，怎麼看都不會有氣質。

　　駝背在醫學上被稱之為脊椎後凸，是一種較為常見的脊椎變形，是胸椎後突所引起的形態改變。主要是由於背部肌肉薄弱、鬆弛無力所致。產生駝背的原因有很多，有良性和惡性之分。一般情況下我們所看到的都不是惡性的駝背，最常見的是良性駝背，又叫姿勢性駝背（良性後凸），良性駝背多由重力壓迫和不良習慣所致，如搬運工搬扛重物，個子高學生習慣性彎腰駝背等。

　　輕微駝背很容易被忽視，直到發生了脊椎彎曲、背部不對稱地隆起成「剃刀背」的時候才被發現。這時孩子的體型通常受到了明顯的影響，身材比同齡孩子矮小，自信心常受挫，不利於心理健康。還有很多人認為骨骼問題不會累及五臟六腑，其實不然。因為駝背是脊椎側彎的一種，發生在胸腰段居多，彎曲嚴重者會導致胸廓畸形和胸廓容量減少，影響心肺發育而出現活動耐力不足、心慌氣促等症狀。駝背的孩子，健康狀態會大幅受損，長久下來，甚至會有發生癱瘓的危險。

　　那麼，我們該怎樣防治它呢？

防止和改善駝背的鍛鍊方法

1. 引體向上

這是首先要練習的，雙手可以採用正握和反握兩種方法，等熟練以後可以採用寬中窄三種握法，可以對上背部肌肉群進行有效鍛鍊，防止因為後背部肌肉軟弱無力而導致駝背。

2. 俯臥挺身

這個動作是對脊椎縱向肌群豎直肌的鍛鍊，豎直肌的強健能夠有效穩定整個脊椎。

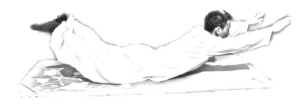

俯臥挺身

這個動作的秘訣是想像你的上半身往後捲起，讓你的脊椎往後彎，下腹部是沒有離開地面的。最常見到的錯誤就是上半身直挺挺連著整個下腹部抬離地面，這會讓你把力分散到屁股與大腿後側，失去原本做這個動作的意義。

一開始練習的時候可以請人幫你壓住雙腳腳踝，雙手前伸、平放在身體兩側或是放在耳朵旁邊（放著就好，請不要用力扳著頭，不然脖子會承受很大壓力）。

增加胸椎的靈活度

胸椎問題也是造成駝背的重要因素。胸椎缺乏靈活度很容易影響到肩膀、頸

部、下背及髖關節，但經常容易被忽略。不幸的是，我們日常習慣和姿勢（比如久坐、用電腦、玩牌、玩手機等）很容易造成胸椎活動度欠佳。沒有良好的胸椎活動度，腰椎就不得不代替胸椎的工作，導致腰椎受傷。所以改善胸椎的靈活性對於改善駝背尤為重要。

胸椎靈活性不夠的原因有哪些呢？

（1）胸椎和脊椎周邊的肌肉和筋膜的限制，背闊肌、豎脊肌、多裂肌、深層脊椎旋轉肌、腰方肌等任何肌肉的緊繃或筋膜限制都會減少胸椎的活動度。

（2）體態不好，胸椎屈曲過多，彎腰駝背的人，胸椎靈活度也會大打折扣。

（3）關節退行性病變，小關節脫臼或胸腔容量不足等，都是造成胸椎活動度下降的原因。

日常該怎麼鍛鍊胸椎靈活性呢？

1. 胸椎的伸展動作

貓狗式：趴在床上，撐開雙手，合攏雙腿，撅起臀部，像貓拱起脊樑那樣用力拱腰，再將臀部放下，反覆做十幾次，見貓狗式一；或跪趴在床上，雙肩上聳，拱背縮腹，使脊椎上拱，然後雙肩放鬆，腰背下沉使脊椎凹下，做貓伸懶腰狀，見貓狗式二。動作越大越好，盡可能拉到極限，這樣可促進全身氣血流暢，防治腰酸背痛等疾病。

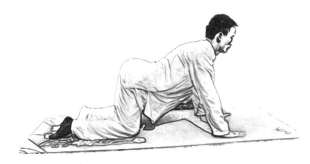

貓狗式一

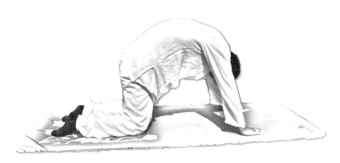

貓狗式二

坐姿胸椎伸展：坐於有靠背的椅子上，固定腰椎及以下部位，使胸椎以上向後伸展。

2. 胸椎的旋轉訓練

跪姿軀幹旋轉訓練：雙膝和單手支撐於地面並固定，另一手放到頭側，軀幹向手抬起側方向旋轉到最大角度。

坐姿軀幹旋轉訓練：坐姿並直立軀幹，雙手交叉頭後，胸椎主導軀幹向一側旋轉。

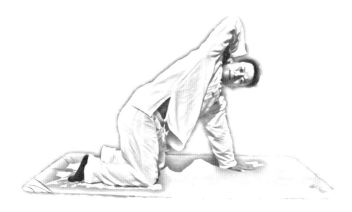

跪姿軀幹旋轉訓練

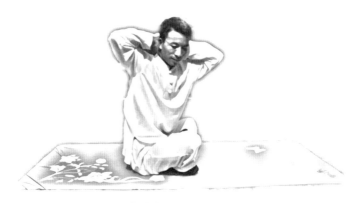

坐姿軀幹旋轉訓練

3. 胸椎的滾筒放鬆

用滾筒（也可以使用硬枕代替）簡單地滾動背部，放鬆胸椎的軟組織，減少潛在肌肉痙攣或僵緊所造成的活動度受限。本方法的關鍵是花幾分鐘的時間在感到最僵緊的區域進行來回滾動，改善效果最為明顯。

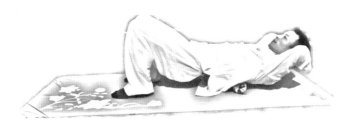

滾筒放鬆胸椎

總之，以上練習方法對於改善胸椎靈活度效果明顯，堅持練習一段時間，你會發現駝背含胸的現象消失了。

保護胸椎，就是保養心臟

先來講一個患者的故事，這是我的老師告訴我的。

我的老師是學骨科出身的，剛開始工作的時候，他被分配到急診科，半夜守在那裡無聊的要命，就漫無目的地翻看以前的病歷。這個時候，外面突然吵吵嚷嚷，一群人架著一個年輕人來到急診科，問了才知道是打架，這個年輕人跟別人發生衝突，被別人拿飯店的椅子打破頭。因為在急診科頭破血流見的多了，所以老師就按照常規進行處理，心情也沒有受到影響。但是後來發生的事情使我這個老師在醫學的道路上得到了極大的啟發。

老師後來轉科到心血管科，居然又看到了這個患者，他說自那次受傷以後左胸部間歇性疼痛已經持續一年了，伴隨左上肢無力，多在焦慮、生氣後出現，能自行緩解。三天前，再次出現左胸部疼痛，不能緩解，伴隨左上肢無力，偶有枕部疼痛，無頭暈，無噁心、嘔吐，無耳鳴，無肩部、背部放射痛，無腹痛、腹瀉及其他不適。他曾在其他醫院就診，都被當作心臟病檢查、治療，做心電圖等檢查也未見異常。曾投予藥物治療，均未見好轉。

這時候我的老師忽然靈光一現，這個人一年前頭部曾受過外傷，會不會脊椎因此受到損傷了呢？讓我最佩服的是，那個時候對國外脊骨神經學的理論不太了解，很少有醫師會把心臟疾病往脊椎方面去想。

老師想到這裡就去給病人做了檢查，頸椎活動無礙，枕部壓痛，頸椎第二棘突右偏，頸椎第六棘突左側壓痛，胸椎第三棘突、胸椎第四棘突左側壓痛，左肩井穴壓痛，左肩胛背三肌壓痛。左手握力無礙。頸椎CR片顯示：頸椎骨質未見異常。

診斷：①頸椎第二節、頸椎第六節錯位；②胸椎第三節、胸椎第四節錯位。

治療：①按摩正骨複位。②按摩治療。

經過第一次治療，患者胸痛消失，左手無力消失。二診患者訴無明顯不適，患者滿意，僅用按摩鞏固治療。三診患者無不適，再次用按摩治療一次。此後建議患者注意休息，不用治療了。患者母親不同意，要求繼續為其治療，後又治療二次。追蹤50天，未復發。

那麼，為什麼脊椎的問題會影響到心臟呢？原來支配心臟的自主神經是由位於胸椎的脊髓發出的。如果我們平時學習工作時姿勢不正確、脊椎勞損或老化退化，或者受到外傷等，就會造成胸椎紊亂，發生骨質增生、椎間盤退化，再加上交感神經周圍的軟組織損傷發炎，或水腫、痙攣等，壓迫和刺激胸部交感神經節，便會造成心臟出現相應的疾病症狀。

無獨有偶，下面我們再從一個典型的病例說說心臟和胸椎之間的關係。

王小姐是一名財務人員，畢業於知名大學，就業於國際知名公司，可以說是順風順水，整個人看起來志得意滿，天天笑呵呵的，似乎從來沒有什麼煩心事。可是這一階段她覺得自己生病了，胸口經常發悶，心裡非常煩躁，做事情的時候常會無緣無故地生氣，家人和同事都覺得怪怪的，甚至有人開玩笑說這是更年期提前來了。笑話歸笑話，有一天王小姐還真的出事了。這天臨近下班時，王小姐突然覺得胸口一陣刺痛。同事們趕忙把她送到醫院，診斷為冠心病，醫院按常規為她治療。出院後王小姐持續服用藥物，但病情仍未好轉。

一次她陪丈夫到骨科去看腰痛，因為她頸部也經常酸累，就順便也掛了號，照了頸椎和胸椎的X光片，當班的醫師一看就說她患的是胸椎綜合症，還說她的心臟病反覆發作與頸胸椎有很大的關係。

後來她接受了治療，整複了有病損移位的頸椎與胸椎。說來也怪，經過幾次治療後，不單頸椎病有明顯改善，就連胸口悶痛、心悸等症狀也很少發作，現在已基本上不再需要心血管的藥了。

這件事給了我們一個啟示：很多患者的心臟病，病根可能在後背的脊椎。這種心臟病就是「假性的心臟病」，也叫頸胸性冠心病，發作時的症狀類似心臟病：心悸、胸悶、呼吸困難、全身無力，心跳過慢或過快，縱膈痛，深呼吸時前胸後背

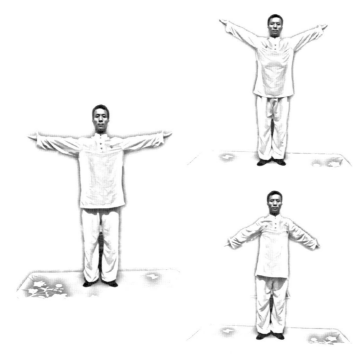

韋陀獻杵及延伸變式

都痛。大部分患者心電圖正常，體格檢查多為胸椎第三節至第八節壓痛嚴重，説明患病的原因是頸椎、胸椎的異常影響了神經的傳導，最終引起心臟不適。明白了癥結，只要對後背的脊椎進行整複，就能為心臟疾病的康復帶來很大的幫助。

　　這裡推薦給大家做一下易筋經的韋陀獻杵式，可以舒展胸背筋骨，解除疲勞和緊張，增加胸背部的肌肉力量，為胸腔創造一個穩固的外壁。同時，還可以減少或糾正胸椎小關節的紊亂，進而減輕對椎旁神經血管的損傷。下面就一起來練習吧。

1. 易筋經韋陀獻杵式

　　兩足分開，與肩同寬，腳尖點地，兩膝微鬆；兩手自胸前徐徐外展，至兩側平舉；立掌，掌心向外；吸氣時胸部擴張，臂向後挺；呼氣時，指尖內翹，掌向外撐。反覆進行8～20次。

　　口訣：足指掛地，兩手平開，心平氣靜，目瞪口呆。

2. 延伸變式

　　雙掌在向身體兩側伸展的基礎上，兩手臂保持平直狀態向後反折，保持一息後，向上保持約150°的夾角，然後再向下保持約90°的夾角，然後在3個區域內進行不斷地變換，做10次左右。上面連續動作可以反覆5～8次。

後背痛不用怕，易筋經有幫助

　　我有一個很要好的朋友，原來在基層做婦科醫師，因為不願意值夜班，所以趁著還年輕就又考了一個影像學的研究生，後來分到醫院裡面做影像放射師。讓她沒有想到的是，這個醫院效益好的不得了，一天下來光是操作儀器就累得要吐血，最要命的是後背肩胛骨和脊椎之間有一個部位痛得很難受，試過中藥、膏藥、電療等，都不見好轉。

　　這是什麼奇怪的疾病呢？其實是臨床上很常見的菱形肌肌筋膜炎，多見於天天坐在辦公室裡，長期固定姿勢與不當姿勢重複使用造成的累積性傷痛，是所有頸源性疼痛中最常見的一種。

　　菱形肌是相當大的一塊肌肉，伸展於自後腦勺經背部至上腰部的區域，位於斜方肌深面，起始於第六頸椎棘突至第四胸椎棘突，抵止於肩胛骨的脊椎緣，受肩胛背神經支配，收縮時牽拉肩胛骨向脊椎靠攏。如果以鎖骨、肩胛骨為固定處，這條肌肉可控制頭頸部的轉動及伸展，幫助維持頸部的姿勢，所以辦公室工作族群長期習慣於頸部前伸的工作姿勢，正是過度使用這條肌肉的元兇。相對的，如果以枕骨、頸椎為固定處，這條肌肉可提拉鎖骨、肩胛骨，幫助負荷上臂重量，因此同樣容易因上臂在無支撐的狀態下長期工作（如長時間的伏案工作、鍵盤操作、開車等）或提拉重物而引發這條肌肉的肌筋膜炎。

　　菱形肌疼痛主要分佈在兩個區域：如果是頸部工作姿勢不良，主要疼痛點是在從耳後至後腦勺的區域，往下沿著頸椎兩側延伸，病患常苦於間歇性或是突發的頸部僵硬、後腦勺及頸根部疼痛、頭部轉動困難，嚴重時會有暈眩感，疼痛甚至會放射至一側或兩側太陽穴附近，致使患者誤以為是偏頭痛。如果是因為上肢過度懸吊（不論是姿態性或荷重過度），主要疼痛點常是在肩膀外上端，介於肩峰與鎖骨之

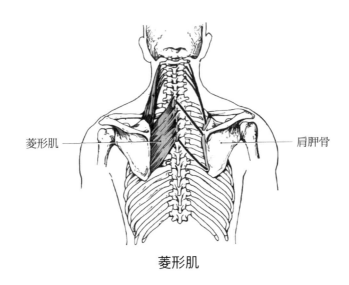

菱形肌 ———— ～～～ ———— 肩胛骨

菱形肌

間的區域，病患者常苦於陣發性的肩膀酸痛、僵硬，睡眠時亦常感翻身不易，嚴重影響生活、睡眠及工作。因常在清晨睡醒時產生，患者常以為是睡姿不良或枕頭支撐不足造成的，其實此病原因就在於平時的肌肉傷害，因此不論預防或治療都應從平日做起。

如上所述，這種病發作的原因首先是不良的身體坐姿。

其次，個體生理機能退化也是引發腰酸背痛的一大「殺手」。隨著年齡增加，肌肉韌帶纖維化、鈣化引發了骨質增生，相伴而生的病兆還有退化性關節炎、僵直性關節炎、脊髓管道狹窄、脊椎滑脫、脊椎側彎等。這類情況多出現在中老年人身上。

再者，寒濕也是隱形殺手之一，比如空調環境。辦公室、飛機、計程車都是長年使用空調、冷氣的封閉空間，極容易成為寒濕病滋生的溫床。那麼，我們該怎麼辦呢？

下面介紹幾種簡單的少林易筋治療法。

拉筋法

（1）交叉雙手，將其抬起使其與肩齊平，將手掌面向自己。彎曲膝部，輕輕內收尾椎。深呼吸，在呼氣的時候將雙手外撐，低頭含胸，將肩胛骨拉開，重複10次。主要用於菱形肌的拉伸。

（2）將雙手交叉在一起，背在身後，向前彎曲身體。保持這個姿勢，呼吸5次。

（3）將雙手交叉在一起，背在身後，向前挺胸。保持這個姿勢，呼吸5次。

（4）一隻手伸直，另一隻手扳住肘關節，向屈曲手方向牽拉，可以明顯感覺到菱形肌受拉，左右換手。

最後，再告訴大家一個日常生活做家事時就可以做的解決方法，就是跪著擦地板，以頭上出微汗為宜，雙腿跪著，雙手按壓地面，手掌平行向前推，以能維持平衡的距離為宜，維持30秒。

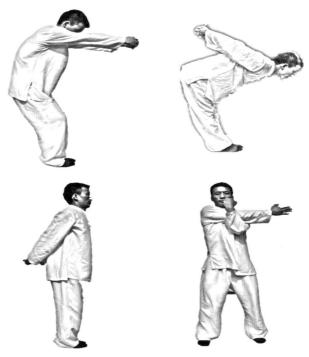

拉筋法

（1）滑按推理舒筋法：患者取俯臥位。施術者立於健側，用雙手順菱形肌纖維方向（由內上向外下方）滑動按壓數遍；而後，雙拇指施推理手法數次，以舒順該筋肉組織。

（2）按摩腧穴痛點法：患者取坐位。術者立於後方，用一手固定肩部，另手拇指揉壓風門、肩中俞、天宗及局部痛點各1分鐘左右，指壓缺盆穴半分鐘，以達到通絡止痛之目的。

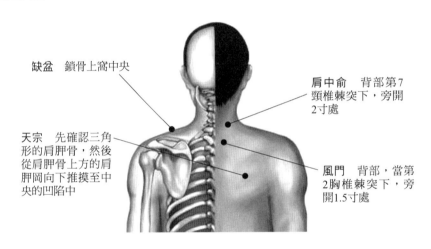

缺盆　鎖骨上窩中央

肩中俞　背部第7頸椎棘突下，旁開2寸處

天宗　先確認三角形的肩胛骨，然後從肩胛骨上方的肩胛岡向下推摸至中央的凹陷中

風門　背部，當第2胸椎棘突下，旁開1.5寸處

（3）撫摩按揉背部法：患者取俯臥位。術者立於健側，用雙手大、小魚際部撫摩傷側脊椎與肩胛間區數分鐘；而後，用雙手拇指按揉菱形肌損傷處2分鐘左右，以達到散瘀通絡之目的。

（4）按壓痛點頓拉法：患者健側取臥位。術者立其後方，雙拇指呈「八」字形按壓損傷之痛點；助手立於床頭，雙手托握傷肢腕部，先活動肩關節數次，然後趁其不備，迅速向患者傷側太陽穴方向頓拉1次。

注意事項：注意局部保暖，減少肩胛骨外旋活動。

沒事爬一爬，脊椎疾病不見了

不知道大家有沒有聽過這個新聞，說是有一位著名演員通過爬行來治療脊椎病，不知道是自創的還是有高人指點，不過這個方法確實很符合科學道理，既簡單又有效。

這位演員年過五旬，但相貌和身材都保持著非常年輕的狀態。談到自己的保養秘籍，他說：「就是多運動！」由於常年外出拍戲和演出，愛好游泳的他更多的時候只能待在房間裡。不過，在房間裡也能找到運動的方法，那就是每天在地上爬，「像狗一樣爬，膝蓋不能著地，靠雙手雙腳爬行。上下午各爬100步，隨時隨地都可以練習。」這項運動他已經堅持多年，對頸椎有很好的保護效果，以前經常偏頭痛，現在頭也不痛了，同時還幫助消化和睡眠。如果睡不著，就起來爬一圈再上床。

研究表明，爬行類動物脊椎的退行性改變遠比人類慢得多，而人類則為脊椎的退變付出了極大的代價。我們知道，人體骨骼的發育一般在18～20歲時就已停止，繼而人類就將面臨身體機能退行性改變的漫長歲月。脊椎的退變從中年開始愈加明顯，肌肉、肌腱、韌帶退變導致骨質增生，而骨質增生又進一步弱化軟組織功能，導致頸、肩、背、腰、臀部筋膜炎，脊椎增生性關節炎，慢性腰肌勞損，頸椎病，腰椎間盤突出症等一系列疾病。

那麼，我們該如何防治這類病症呢？

人類與動物最大的區別，就在於從四肢爬行逐漸演變成直立行走。正是由於兩條腿的直立行走，縮小了肌肉、關節的活動幅度，心肺功能亦相應減弱，因此人類除大腦外的機體功能均相對降低，特別是脊椎體的功能更是受到嚴峻的挑戰。人體直立後，原先由四肢分擔的軀幹的重量全部落到兩下肢上，使得人類的脊椎體根據

負重的大小重新組合：原先用來維持平衡功能的尾巴退化為尾椎，負擔最大的薦椎融合成一個整體；接下來是粗壯的腰椎；保護重要器官，相對固定的胸椎；弱小但相對靈巧的頸椎。而脊椎功能則主要依靠脊椎周圍的肌肉、肌腱、韌帶維繫。特別是維持人體直立的重要肌肉——豎脊肌，整天處於相對緊張狀態，日久難免出現功能的弱化。那麼，怎樣才能保護並維持脊椎的功能呢？有關專家經過大量的調查研究發現，爬行這一返祖行為對脊椎的保護最為有效。因此，各種各樣的爬行運動形式成為脊椎疾病的一種新型復健療法。

普通爬行法：選擇空曠的場地，先做一做準備活動，然後根據自己的身體狀況，爬行一段時間。剛開始時運動量不宜過大，一般不超過半小時，可一次性完成，也可分幾次完成。

擦地爬行法：用抹布擦地，不僅美化居家環境，而且由於脊椎負擔的減輕，還能產生保護脊椎的作用。同時四肢著地，呼吸功能也由胸式呼吸改為腹式呼吸，大大增加了氧氣的攝入量，使機體其他器官的功能也得到加強。

爬行加蛙跳：就是模仿青蛙的跳動。由於運動量較大，剛開始跳動的幅度應小一點，隨著人體功能的改善可逐步增加跳動的幅度與距離。一般選擇20公尺的距離，在爬行過程中加上蛙跳運動，邊爬邊跳。一個來回算1遍，3～5遍為1組，每次5～10組。

爬行療法不受場地限制，簡便而經濟實用，不僅可以作為延緩脊椎退化的手段之一，而且可改善心、腦、肺等臟腑器官的功能，堅持日日練，益壽又延年。

為了脊椎健康，大家每天都爬一爬吧。

學會靠山功，脊椎很輕鬆

在少林功夫七十二藝中有一種特殊的功法叫靠山背，又被稱為靠山功，就是用後背撞牆，功夫深的可以讓平房的山牆隆隆作響，因此得名。如今，這個功夫已經變成了治療脊椎疾病的小妙招。

來看看中央電視臺播放的撞牆改善身體的故事。

連先生自小面黃肌瘦，是遠近有名的「藥罐子」。他自己承認：「感冒就像是家常便飯，白頭髮也很多。」1995年，一個偶然的機會，連先生看到「撞牆」健身的報道，眼前一亮。他說：「報紙上只是這麼一說，沒有介紹具體的方法，我只能摸著自己揣摩。第一次，我用後背在牆上輕輕撞了十幾下，感覺一般，不是很理想。我自己暗下決心，一定要堅持下去。」連先生的妻子說：「老伴撞牆幾個月下來，我慢慢發現，他身體一點點好起來，臉色慢慢白起來，以前是黑黑的。」他通過對力度大小、離牆距離、雙腳的站法等慢慢摸索調整，並經過多次嘗試，終於找到了合適的方法。

連先生說，「撞牆」四五年後，整個人精氣神十足，再也跟「藥罐子」沾不到邊了。「如今我的身體很好，體重一直保持在65公斤左右，也不常感冒，都是撞牆的效果。現在，我每天都要撞509下，『九九重陽節』也有九，就想圖個吉利、健康長壽的意思。」因為連先生的「撞牆」健身法取得的效果，中央電視台「國際頻道」《中華醫藥》節目特意邀請他秀了一回「撞牆」神功，並得到專家的肯定。連先生說：「有位退休的老醫師看到節目後立即找到我，也學起撞牆來，並說一定要來我家現場感受一下。」其實不只連先生，據說臺灣首富王永慶就是每日堅持練習撞牆功而活到92歲。

那麼，為什麼撞牆功有效呢？

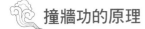 撞牆功的原理

（1）打通督脈及脊椎兩邊膀胱經。督脈本身就可以調整很多疾病，而膀胱經上有所有的背俞穴，如心俞、肝俞、腎俞、脾俞等則與臟腑經氣直接相通，這意味著內臟的病皆可治療，只是程度不同而已。

（2）震動了胸腔、肺部、心臟，也震動了下部的肝脾腎等，與其相關的病也直接、間接都治了。

（3）震動了脊椎，令整條脊椎都處於震顫狀，相當於正骨，調整了不正的關節、筋腱、肌纖維等等。

（4）脊椎通大腦、腦髓，打通所有與腦部相關的經絡、神經、血管等，對大腦相關疾病極有幫助。

（5）撞牆的剎那要吐氣，如同氣球被突然一擊，胸中之氣突然向所有該出的地方擠出，有助打通不通的氣脈，排除胸中濁氣、心中悶氣。

撞牆功鍛鍊方法

我們平時也會經常看到有人去撞樹或者撞牆，但是有的人撞很長時間身體都不見好轉，這很有可能是鍛鍊方法的問題。下面我就講一下正確的撞擊方法。

具體做法：背牆（最好是承重牆）而立，雙腳打開一肩寬，腳與牆的距離以自己的鞋為單位計算，一般為1～1.5隻鞋的長度。人站直後，深呼吸然後往牆上後倒，觸牆剎那讓吸入的氣被牆撞擊而擠出，並發出輕微自然的聲音。每次撞200下，每次10分鐘左右。撞牆時儘量讓整個後背平整的撞向牆壁，同時自然發出聲音。

碰撞的順序依次是背的上部、腰、背的下部、左右肩胛和左右側背，儘量讓整個背部全部撞到。撞擊時，動作要有力但不可過猛，保持協調均勻。撞擊上背可以刺激到主治肺部疾病的肺俞穴，主治心臟疾病的心俞穴，能寬胸理氣的督俞穴，以

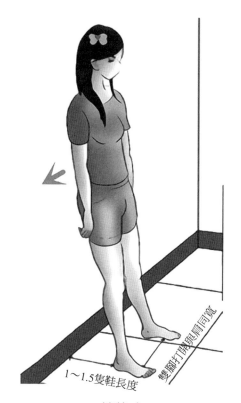

1～1.5隻鞋長度　雙腳打開與肩同寬

撞牆功

及理血、寬中、和胃的膈俞穴等；撞擊腰和下背可以刺激主治肝臟疾病的肝俞穴，主治膽囊疾病的膽俞穴，還有健脾、和胃、化濕的脾俞穴等；撞擊左右肩胛上的穴位，對治療頭面部疾病、頸椎病、肩周炎有特效；撞擊背的側部，能夠寬胸理氣，治療肋間疼痛。此外，儘量挺胸撞擊頸肩部的大椎、風門等穴位，可以治療頸椎病以及頸肩綜合征。

　　背部撞牆法雖然很簡單，但在運動的過程中也要注意循序漸進，一開始最好只做5～10分鐘，再漸漸延長到30分鐘左右。一般撞擊幾分鐘後，就會有打嗝、放屁等情況出現，這是體內臟腑變得順暢、通氣的結果。撞擊到背部明顯發熱時，各個穴位及其所屬的臟腑就都得到了有效的保養，從而激發出身體防治疾病的潛能。因

此，背部撞牆法特有的順氣通絡的功效，不是做按摩推拿能相比的。

撞擊背部時，還有少數人會有頭暈、腦脹、頭痛等不適感，這是人體經絡調整的正常現象，不要擔心，只要控制好撞擊的時間及力度，這些症狀就會漸漸消失。

實踐證明，只要堅持按照這種方法運動，都可以達到明顯的效果。有些人的頸椎病、腰痛明顯好轉了；有些人治好了多年的慢性咳嗽；一些長期抽煙的人，通過對背部及肩胛下的撞擊，肺部排出了很多積痰；如果患上感冒，撞擊背部後會覺得症狀有明顯減輕。此外，此方法還有降血壓、治便秘、治哮喘、治失眠等許多意想不到的功效，甚至還能矯正駝背。

練習撞牆功注意事項

（1）初撞者一般都會發出兩次聲音，比如很多人剛開始都是上肩先碰到牆壁，然後屁股再碰到牆壁，這就會產生兩次聲音，這是不對的。但沒有關係，慢慢地調整撞牆的位置和姿勢，隨著次數的增多，自然會慢慢地平整撞向牆壁，只發出一次聲音。

（2）如果撞向牆壁發現身體感到不舒服，或者很痛，可以適當調整一下身體的方向、力度或者角度，以身體不難受為准。

（3）初學者一般撞完後都會頭昏腦脹，或者出現手麻、腳麻、小腹緊縮、胸口鬱悶、打嗝、放屁等狀況，這多數都是氣沖病灶的反應，不應驚慌。隨著次數的增多，就會越來越感覺神清氣爽，精神愉悅，精力充沛。

失眠，可能跟脊椎有關

　　馬先生這幾天非常痛苦，肩胛骨內側不知道什麼原因，非常酸痛，到按摩診所按摩或者熱敷後會好些，但沒有痊癒。他又到中醫院進行針灸治療，治療後兩三天會覺得比較舒服，但是很快就又復發了，不僅這樣，晚上還一直失眠，顛三倒四地做一些奇怪的夢，搞得他白天上班都昏昏沉沉的，提不起精神。

　　我在他背部脊椎上進行觸診，發現胸椎第五椎體偏歪了，判斷是胸椎小關節紊亂，於是給他做了胸椎的複位按摩，同時對周圍痙攣的肌肉進行鬆解。第二天患者就打電話報告好消息，說是當天晚上胸椎就不痛了，晚上睡得特別好，一夜無夢，神清氣爽。這位患者就是一個典型的胸椎錯位影響睡眠的病例。

　　胸椎怎麼跟睡眠牽扯到一起了呢？其實身體的供血與心臟關系特別密切，心臟功能弱，不能順利將血液供給人體全身，位於人體最高處的頭部供血也會被影響。研究表明，駝背含胸者，由於心臟被胸椎壓迫，所以一般而言心臟功能都比較弱，這可以從其體型偏瘦，消化不良上判斷。如果是即使是健康的一般人，由於外傷或者姿勢不正確，也會造成胸椎小關節紊亂，進而導致自主神經紊亂，從而影響到睡眠。

　　除了胸椎，其實在睡眠原因上，頸椎的問題也不可小視。人的覺醒、睡眠中樞在視丘下部，視丘後下部有促進覺醒系統的中樞，視丘前下部有抑制覺醒的中樞，由於兩者的作用，形成了覺醒和睡眠的節律。若頸椎第一～第三椎體發生錯位，當由直立或坐位改為臥姿時，頸段受力點驟然改變，就會使頸上交感神經節受刺激而興奮，引致失眠。由上段頸椎錯位和周圍軟組織損傷所導致失眠的人有一個特徵，即患者坐車或坐著時有睡意或可入睡，平躺則難以入睡或是易醒夢多。

　　如果是頸椎問題所引起的失眠，建議先到醫院找有經驗的骨科醫師檢查一下，

看頸椎是否有椎體錯位的現象。解除椎體錯位以後，再教大家一個頸椎保養的好辦法：

　　找一個裝滿的2公升的飲料瓶，每天晚上睡覺前仰躺，把它枕在脖子下，每次堅持20～40分鐘，也可以用粗一點的廚房紙巾，或用布縫一個裝黃豆的枕頭墊在上面。堅持一段時間，等到頸部肌肉得到充分舒緩，頸部的生理曲線得到改善，不但頸部疼痛會一掃而光，晚上失眠的症狀也會大大緩解。

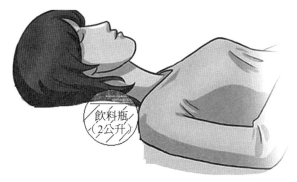

飲料瓶枕治療頸椎病

　　很多醫師可能都會忽略到，腰椎問題也會影響到睡眠。腰椎當中有一部分神經是支配脾胃的，如果腰部扭傷或者是腰椎間盤問題，造成支配脾胃的神經受壓迫，就會影響到脾胃的功能，形成脾胃不和的現象。中醫講：胃不和則臥不安，脾胃不和就會導致晚上失眠。所以失眠之後也要認真對腰椎進行檢查，防止遺漏病情。

第五章

脊椎養護：腰椎篇

慢性腰痛怎麼辦，保護脊椎核心肌群

　　朋友的父親年輕時是一名搬運工，現在年紀大了，腰三天兩頭就痛一次。他到醫院進行一連串檢查之後，醫師說「骨頭沒大問題，回家調養吧」，這句話沒錯，但是患者真的沒有問題嗎？看著他整天往腰上貼膏藥，三天兩頭去醫院復健科做電療，我忍不住跟他說，引起你腰痛的主要原因是肌肉的功能紊亂，必須在治療的狀態下配合相應的康復運動才能見效。

　　根據衛生機構報導，全國人口中有6%～9%的人遭受著各種程度慢性腰背疼痛的折磨，如果除去兒童和青少年，這個數字可能超過30%！一直以來，我們根本沒有把普通的疼痛放在心上，當痛到不能忍受時才去注意，這時我們就可能把這腰痛與各種脊椎退變性疾病如頸椎病、腰椎間盤突出、腰椎管狹窄等聯繫起來，理解為腰椎日積月累的磨損，卻從未深思過其中的原因。其實，肌肉的功能紊亂先於骨骼的磨損，是早期腰背疼痛的主要原因，但如果不積極治療，最終會產生椎間盤和骨骼的病變。

　　大多數慢性腰痛患者去醫院就醫時，醫師往往會覺得骨頭沒事就不算大問題，其實這是專科醫師經常犯的毛病，這些軟組織惹的禍其實很麻煩。原來，在我們的體內，脊椎（頸椎、腰椎）的肌肉進行了詳細的分工。在我們背部，可以摸到強健的大塊肌肉，我們稱為主動肌，當我們搬取重物時，主要是這些肌肉在發力。而在身體深層、我們觸摸不到的地方，緊緊貼著椎骨有一些小型肌肉，稱為穩定肌，這些肌肉並不強壯有力，但對椎骨有著控制和保護的作用。主動肌再有力，也得靠骨骼的槓桿原理才能起作用。如同起重機，吊桿的強度上不去，再大的馬力也只會讓起重機崩潰。同樣的道理，局部「穩定肌」萎縮、無力、控制失靈時，我們就會感到頸痛、腰痛了。

在脊椎退化性疾病的早期階段，尤其是單純的頸部疼痛、腰背疼痛出現時，採取科學的運動訓練是最有效，也是最安全的，而由於這種先進的理念尚未普及，患者往往會走入以下幾個誤區。

一是片面追求各種被動的治療方法如藥物、復健、推拿按摩等，凡事等醫師「照顧」。

二是但求一勞永逸，希望手術解決所有問題。殊不知，如果病痛是由肌肉病變引起，在骨頭上動手術是解決不了所有問題的。

三是很多患者尤其是男性患者，對疼痛採取默默忍耐的方法，不主動尋求積極的治療，殊不知，滴水穿石，由於肌肉無法保護脊椎，可能導致脊椎迅速的病變，最終喪失治療的機會，只剩下手術治療一條路。

四是由於不瞭解運動訓練的原理，去健身房花大錢只是加強了豎脊肌這主動肌的訓練，結果勞而無功。

今天我們就來談一談脊椎運動當中的主角——核心肌群。

什麼是核心肌群

在肢體的活動中，我們看到的多是四肢的表現，如上肢的舉重、投球或下肢的踢足球、騎自行車等，但是，我們卻常常忽略一群無名英雄，不太容易看到或感受到它們的活動，直到它們「倒下」為止。一旦這群無名英雄倒地不起，身體其他部位的功能將大打折扣，許多病痛也將接踵而來。它們是誰呢？就是我們的核心肌群——保護脊椎的主角。

什麼是核心肌群呢？我們先要有個初步的概念：它們位於身體的中段。但到底它們是怎麼發揮功能的呢？在這裡，我們可以用一個簡單的模型來形容。

首先我們看一下脊椎的構造，它是由一塊塊的脊椎堆疊起來，就好像堆疊積木。不過，積木堆得愈高就愈不穩，只要重心稍一偏斜，積木很容易垮下來。即使

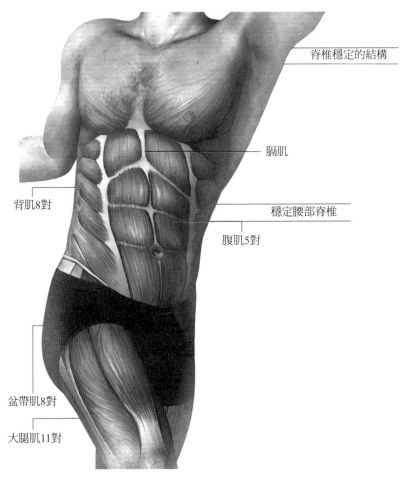

脊椎穩定的結構

膈肌

背肌8對

穩定腰部脊椎

腹肌5對

盆帶肌8對

大腿肌11對

核心肌群

每塊積木（脊椎）之間以橡皮筋（韌帶）綁起來，一旦整個積木（脊椎）偏了，固定用的橡皮筋也可能會因過大的拉扯而破損或斷裂（韌帶的扭傷）。

在積木（脊椎）前方有一個大空罐（也就是我們的肚子），我們在這空罐子和積木之間粘貼幾片強而有力的膠帶（橫向，相當於腹橫肌），你就會發現這一長串連起來的積木就會直挺挺地站著，想要倒下去都有困難。而且即使把罐子推倒，這橫躺著的每塊積木之間的相對位置也不會有太大的變化，除非繞在這個空罐子外面

的膠帶已經失去彈性（即腹橫肌無力）。而這就是整個核心肌群的概念，空罐子的上下周圍就是我們的核心肌群所在的位置，這裡的膠帶就是腹橫肌，它是核心肌群的關鍵。

 ## 核心肌群是人體的天然鐵衣

無論是行住坐臥、打球、活動，只要這些核心肌群正常運作，就能讓我們的脊椎維持在理想的相對位置上，椎間盤、韌帶等周圍的組織所承受的壓力就會保持在一個安全的範圍之內。國外一些學者就將核心肌群形容為人體的天然鐵衣。

就好比我們要穿盔甲一般，這件鐵衣也可以粗分為深、淺二層。硬殼的盔甲是用來抵擋刀劍，穿它之前，在柔軟的身體和盔甲之間，就先要穿上一層襯墊，雖然是薄薄的一片，可是它發揮的功能可不小。

較深層的肌肉可說是最關鍵的，這裡所提的深層肌肉主要就是指腹橫肌和多裂肌。這些肌肉的特色是小、短、薄，它們直接連接到脊椎上，以個別或整體收縮的方式來維持脊椎的穩定度。我們會有腰背痛的問題，多數和這些深層的核心肌群的功能不足有很大的關係。

淺層核心肌群的功能主要是控制脊椎的動作，這些較淺層的肌肉比較大、比較長，雖不直接接到脊椎上，但當它們收縮時，身體（軀幹）就會有前彎、後仰、左右扭轉等的動作。這些肌肉有腹內外斜肌、腹直肌、腰方肌、背部伸肌群及臀肌等。

鍛鍊核心肌群的關鍵在於：要先喚醒前述的深層肌肉，只要做到這一步，腰背疼痛的陰影將會逐漸離您遠去。

若核心肌群功能失衡，無力收縮小腹，就好比是粘住積木（腰椎）和空罐的膠帶鬆掉了，在肚臍到腰椎之間就無法形成一股張力頂住脊椎（尤其是腰椎部分）。如此，腰椎前突的傾向可能會增加，若再加上姿勢不良（如駝背），或是髂腰肌的不當強化（如長期的仰臥起坐鍛鍊），其可能的結果就是骨盆前傾。但是冰凍三尺

非一日之寒，其間的變化有時是互為因果所形成的惡性循環，這個惡性循環的結果就表現為腰背痛。

 ## 如何訓練核心肌群

下面我們説幾種核心肌群的訓練方法。

1. 平板支撐

著名地產商潘石屹和美國原駐華大使駱家輝有一位共同的健身教練，平板支撐就是他們經常共同訓練的科目。潘石屹曾在個人微博上説：「駱家輝今年64歲，與我是同一位健身教練。我做1分鐘平板支撐時，他能做51分鐘，他有超人般的毅力。現在我也能做到10分鐘，腹肌開始顯現了。」

平板支撐可以有效地鍛鍊腹橫肌，被公認為訓練核心肌群的極佳方法。它是一種靜力肌肉訓練，肌肉收縮而肌纖維不縮短，即可增加肌肉的張力而不改變肌肉的長度。當你看到這裡時，嘗試腹部發力，讓腹部肌肉收緊——對，就是這個感覺。

在進行常規平板支撐訓練時，俯臥，雙肘彎曲支撐在地面上，肩膀和肘關節垂直於地面，雙腳踩地，身體離開地面，軀幹伸直，頭部、肩部、鼠蹊部和足踝部保持在同一平面，腹肌收緊，盆底肌收緊，脊椎延長，眼睛朝地面看，保持均勻呼吸。

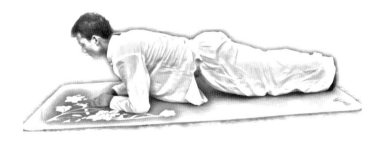

平板支撐

平板支撐要點提示如下。

（1）一定要注意肘關節、肩關節與身體都要保持直角。

（2）在地板上進入俯臥姿勢，用腳趾和前臂支撐你的體重。手臂成彎曲狀，並置放在肩膀下。

（3）任何時候都保持身體挺直，並盡可能最長時間保持這個位置。若要增加難度，手臂或腿可以提高。

（4）肩膀在肘部上方，保持腹肌的持續收縮發力（維持住），保持臀部不高於肩部，腳之間與肩同寬。

（5）手部可以合十，在堅持75秒以上的時候適當抬高一下臀部（因為隨著時間增加我們的臀部會下沉，所以需要保持臀部和腰板、腿保持直線）。

（6）頸部保持前傾，可以鍛鍊頸部。

訓練平板支撐時，可視個人情況來調整難易程度。在常規的平板支撐訓練運動的基礎上，如果有餘力，想試著增加難度，可懸空提起一隻腳，或懸空一隻手；如果覺得身體吃不消，也可降低難度，屈膝雙腳交叉上翹。對於初學者來説，最重要的一條原則就是循序漸進，切忌初次訓練就硬撐。

2. 側板支撐

首先，右側臥於地板上，單肘著地。左腳放在右腳上，然後身體上撐，身體與地板呈一個完美的三角形。左肩不要前後擺動。儘量長時間地保持姿勢。然後換另一側，重複動作。

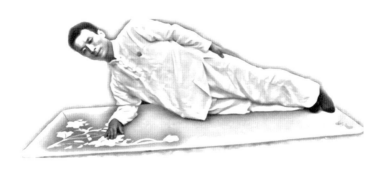

側板支撐

3. 空中跳傘式

空中跳傘式俯臥動作的要求與上述動作基本相同。面朝地板，俯臥在地板之上，雙臂放在身體兩側。然後慢慢抬起胸部，雙掌離地，拇指朝內。

注意：臀部不要緊收。維持30秒。

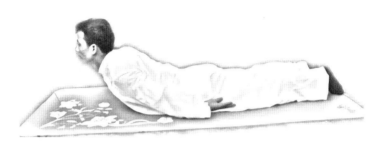

空中跳傘式

緩解腰背痛的核心肌力訓練

腰背伸展式運動能有效緩解腰背痛。腰背伸展時的椎間關節運動方向與日常生活中所做的腰前屈活動方向相反，可以避免腰前曲運動所造成的背伸肌及腰部韌帶的牽張性勞損；腰背伸展運動以及腰背伸肌鍛鍊能保持挺腰的姿勢，能夠減輕椎間盤內的壓力、減少椎間盤的進一步損傷；腰背運動能夠改善腰背部的血液循環，使腰背部積累的致痛物質較快地清除，從而有效緩解疼痛。

簡單的運動方法如下。

1. 拱橋式

仰臥位，雙膝屈曲，屈膝同時向上挺腰，臀部抬高離床，保持5～10公分，還原。要求每次保持10秒，做10次。

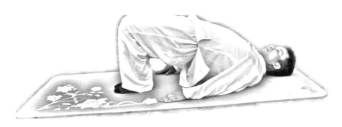

拱橋式

2. 小燕飛

俯臥，雙手置於背後，四肢及胸部同時上抬，離開床面，還原。儘量維持10秒，做10次。

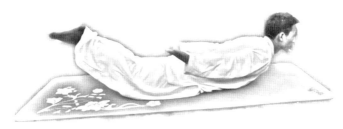

小燕飛

3. 側板支撐和平板支撐

動作同前。

4. 交叉支撐

這個動作，是用相反側的手腳作為支撐，從手肘和膝蓋作為支撐的跪姿出發，伸出一側手和另一側的腳，保持水平。這個姿勢要求身體水平，目視前方。儘量維持10秒，做10次。

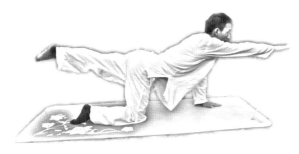

交叉支撐

閃到腰怎麼辦

　　急性腰扭傷俗稱閃腰，是日常生活中經常出現的一種急性腰痛，疼痛學上稱之為腰脊神經後支痛，還有人稱為「非特異性腰痛」「小面關節症候群」「腰肌勞損」等。常發生於搬抬重物、腰部肌肉強力收縮時，多因突然遭受間接外力所致。

　　腰扭傷多發生於老年人、勞動強度大的工人、農民、久坐的辦公人員。有很多人覺得自己並沒有做劇烈的動作，可怎麼會得到急性扭傷呢？

　　其實本病主要有兩種原因引起：

　　一種是腰扭傷。多因行走滑倒，跳躍、扭動身軀、跑步而引起，多為肌肉韌帶遭受牽扯所致，故損傷較輕，有的患者可聽到清脆的響聲。輕者尚能工作，但休息後或次日疼痛加重，甚至不能起床。

　　另一種是腰挫裂傷，是較為嚴重的損傷。如攀高、拉提、扛抬重物的過程中，用力過猛或姿勢不正造成腰部的肌肉筋膜、韌帶、小面關節與關節囊的損傷和撕裂。

　　腰部扭傷如果沒有及時治療或者治療不澈底，遇冷就會復發，時間長就會造成勞損、突出、增生，造成嚴重的腰椎疾病，嚴重影響生活，一定要及時治療。

急性腰扭傷的特徵

　　（1）有腰部扭傷史，多見於青壯年、老年人。

　　（2）腰部一側或兩側劇烈疼痛，活動受限，不能翻身、坐立和行走。

　　（3）腰肌和臀肌痙攣，或可摸到長條狀硬物，損傷部位有明顯壓痛點。

（4）不能持續用力，疼痛為持續性，活動時加重，休息後也不能消除，咳嗽、大聲說話、腹部用力等均會使疼痛增加。

急性腰扭傷的治療方法

休息是最基本且有效的治療，可在木板床上加一個10公分厚的床墊，保持舒適的體位，以不痛或疼痛減輕為宜。臥床一般應堅持三～七日，讓損傷組織充分修復，以免遺留慢性腰痛。腰扭傷24小時後可行患部熱敷，未改善者可進行復健。

1. 按摩治療

首先應舒筋活絡，點按相關穴位，如腎俞、腰陽關、委中，手法以按、推、滾、揉為主，當肌肉鬆弛後，令患者側臥，先移動腰部，再由側面按摩。

2. 拔罐治療

在家裡自己就可以操作。取穴：主穴為阿是穴（即痛點）。配穴選委中、養老。

治法：阿是穴必取，施拔罐法。可分三法。

（1）針罐法：患者取坐位或俯臥位，在阿是穴直刺進針，得氣後，再在其四周進針數枚，待得氣後，將針緩緩拔出，僅留中心一針，採用架火法（即在針尾置一蘸有95%酒精的棉團點燃），或用真空拔罐器抽氣吸拔。留罐15～20分鐘。每日一次，四次為一個療程。

（2）拔罐法：在阿是穴及其附近，以閃火法吸拔2～3個，留罐30分鐘，直至局部出現瘀斑。取罐後，在該部位用手掌面按輕一重一輕手法按摩數分鐘。每日或隔日1次，不計療程。

（3）刺絡拔罐法：醫者首先在壓痛最明顯之阿是穴，用手掌按壓推揉片刻，使其周圍之絡脈怒張。消毒後，用三棱針快速點刺3～5下，使之出血2～5毫升，然後以投火法將罐具吸附阿是穴上，留罐10～15分鐘，直至局部出現紅暈。起罐後以藥艾條施溫和灸5～7分鐘。隔日1次，不計療程。

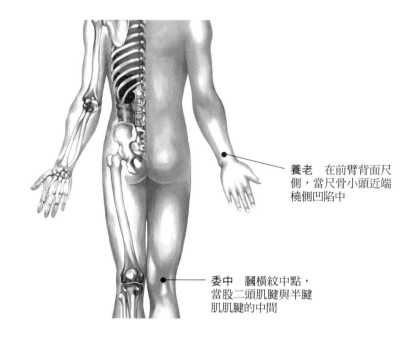

養老　在前臂背面尺側，當尺骨小頭近端橈側凹陷中

委中　膕橫紋中點，當股二頭肌腱與半腱肌肌腱的中間

　　配穴每次取1穴，養老穴提插撚轉強刺激不留針；委中穴以三棱針點刺出血6～8滴，一般須配合拔罐法。

3. 其他療法

　　如果郊遊旅行，又逢腰部扭傷，臨急找不到醫師，應讓病人臥下休息。若旅行帶有小型冰箱，可取出冰塊，用布包著，敷於腰部患處，以減少扭傷引起的皮下出血，同時冰敷亦有止痛作用。

　　日常生活中，為預防扭傷復發，還應該注意以下幾點。

　　掌握正確的活動姿勢，如扛抬重物時要儘量讓胸、腰部挺直，髖膝部彎曲，起身應以下肢用力為主，站穩後再邁步。搬提重物時，應取半蹲位，使物品儘量貼近身體。

　　加強保護，在做扛、抬、搬、提等重體力勞動時，應使用護腰，以協助穩定腰部脊椎，增強腹壓，增強肌肉工作效能。若在寒冷潮濕環境中工作後，應洗熱水澡以祛除寒濕，消除疲勞。儘量避免需彎腰的強迫姿勢工作時間過長。

如何正確搬重物

如果有人問「你會搬重物嗎？」相信大多數人會覺得這是個很奇怪的問題，只要重量在可承受範圍之內，就連小孩子都會搬。然而，搬重物並沒有想像中那麼簡單，它可是一個「技術」。

記得多年前到美國，我們帶了很多表演用的東西，比如木製的大箱子。當我們正在用力搬的時候，旁邊的一位老外攔住我們，搖著手指說，No，No，No。我們都覺得納悶，這個老外為什麼攔著我們？接著這個熱心的老外走到我們箱子面前示範大箱子應該怎麼搬，因為我是學醫的，一下子就理解了老外知道我們那樣搬東西會傷到腰部。感動之餘也深深感慨美國一般民眾對於脊椎養護的了解。

那麼，我們就來聊一下搬重物應該怎麼搬。

彎腰搬重物是個講究科學的動作，如果光用蠻力，很有可能變成危險的動作。

正確的搬重物步驟。

（1）儘量讓身體靠近重物，雙腳分開與肩同寬，踏穩。

（2）屈膝下蹲，保持脊椎正直，雙手同時提舉重物。

（3）將重物慢慢搬起，脊椎仍要保持正直。

（4）搬起重物，保持身體正直，平行移動。

在做好以上幾個步驟之外，還有幾個需要特別注意的地方：在搬重物時要做好心理和姿勢上的準備，對重物要有一個正確的估計（要搬運的重物超過人能承受的重量時，最容易受傷）；在搬起重物過程中，不要閉氣，否則容易導致氣機不暢，造成胸椎關節錯位；在搬動瞬間不要用力過猛，脊椎在鬆弛狀態，突然收緊發力會造成骨關節錯位、腰椎間盤突出。搬起東西後，保持脊椎正直，腳步不要太大，不宜一口氣走太遠。

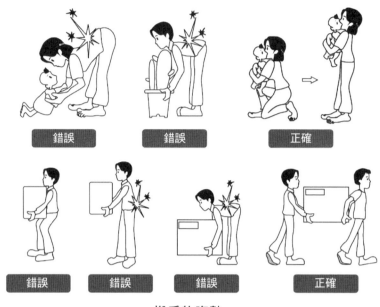

| 錯誤 | 錯誤 | 正確 |

| 錯誤 | 錯誤 | 錯誤 | 正確 |

搬重物姿勢

　　有些經常喜歡在健身房訓練的青年朋友會很疑惑地問：我把腰背挺直，這個動作不就是健身房裡面經常練的「直腿硬舉」嗎？這樣還能訓練臀肌和腰背肌肉，多好啊！

　　這真是一個好問題！如果你能做出一個標準的直腿硬舉，那用這種姿勢搬重物也未嘗不可，但直腿硬拉這個動作在搬運重物上來說效率很低。訓練是訓練，工作是工作。就像種田和鍛鍊身體是完全不同的。

　　人在不同姿勢時，腰椎受到壓力的變化是變化很大的，當人處於直立的時候，腰椎受到的壓力為100%，當人彎腰時，這個壓力則會增加到200%，當人坐著時，壓力為150%，坐著並用電腦時壓力為250%，躺著時壓力只有25%。

　　搬運重物時，當人承受同樣重量，在彎腰的情況下腰椎受力的力臂更長，因此受到的壓力也會更大（當然，個子高的人可能更容易受傷害），因此搬運重物時千萬不要彎腰，而應該採取更安全的發力方式。

　　彎腰搬重物最容易受到的傷害是腰椎間盤突出和慢性腰部疾病，腰椎間盤突出的患者中，在詢問病史的時候，很多人都會回想自己出力搬東西，聽見腰發出聲響，結果腰就不能動了，這些其實都為後來腰椎間盤突出埋下了伏筆。

　　腰椎受到壓力越大，腰椎骨間的空隙受到擠壓就越厲害，造成脊椎裡的廢物排泄不出去，同時又無法吸收外面的營養，長期如此就會出現「代謝性酸中毒」，進而造成腰椎疾病。這也就是舉重運動員個子不能太高的原因之一。如果注意舉重時的姿勢，會發現這些運動員的腰背部都是挺直的。俗話說，常在河邊走哪能不濕鞋，因為長期舉重，大多數舉重運動員多多少少會有些腰傷。所以，我們在日常的生活中儘量還是少用這樣的動作，才是上策。

腰椎間盤突出

腰椎間盤突出症是常見的疾病之一，主要是因為腰椎間盤各部分（髓核、纖維環及軟骨板），尤其是髓核有不同程度的退行性改變後，在外力因素的作用下，椎間盤的纖維環破裂，髓核組織從破裂之處突出（或脫出）於後方或椎管內，導致相鄰脊神經根遭受刺激或壓迫，從而產生腰部疼痛，一側下肢或雙下肢麻木、疼痛等一系列臨床症狀。腰椎間盤突出症以腰椎第四～第五節、腰椎第五節～薦椎第一節發病率最高，約占95%。

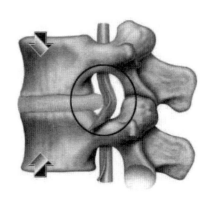

腰椎間盤突出壓迫神經

 腰椎間盤突出，不等於腰椎間盤突出症

腰椎間盤突出是指腰椎間盤發生退化，纖維環破裂，髓核突出這一系列變化，但是沒有臨床症狀。如果突出的髓核壓迫神經根、馬尾神經，或發炎，並表現出來一系列臨床症狀和體徵，就稱為腰椎間盤突出症，常常給患者的生活和工作帶來痛苦，甚至造成殘疾，喪失活動能力。

下面我們講一下本病的發病原因。

腰椎間盤的退化是基本因素。髓核的退化主要表現為含水量降低，並會因缺水引起椎節失穩、鬆動等小範圍的病理改變；纖維環的退化主要表現為堅韌程度的

降低。在椎間盤退化的基礎上，某種可誘發椎間隙壓力突然升高的因素導致髓核突出。常見的誘發因素有腹壓增加、腰姿不正、突然負重、懷孕、受寒或受潮等。

（1）職業因素：工作姿勢不良，常見於從事體力勞動者。但目前來看，腦力勞動者的發病率也不低。不管哪種職業，從事長期久坐、活動量少、長期彎腰、長期負重等工作者都容易罹患腰椎間盤突出症。

（2）腰部外傷：長期反覆的外力造成的輕微損害可能加重腰椎間盤退化的程度；當彎腰時，如突然旋轉則易誘發髓核突出。急性外傷可能波及纖維環、軟骨板等結構，也會使已退化的髓核突出。

（3）腹壓增高：懷孕、劇烈咳嗽、便秘時用力排便等，容易誘發腰椎間盤突出症。

（4）潮濕與受寒：寒冷或潮濕會引起小血管收縮肌肉痙攣，使椎間盤的壓力增加。

（5）先天性腰椎發育不良或畸形，精神過於緊張的人易出現腰腿痛。

（6）生理因素：腰椎間盤突出症的發病率以30～50歲最高。

（7）性別因素：腰椎間盤突出症多見於男性，一般認為男性與女性發病率之比為4：1。但是女性的不同時期，如產前、產後及更年期也是女性腰椎間盤突出症的高發危險期。

（8）體型因素：一般過於肥胖或過於瘦弱的人容易患上腰椎間盤突出症。

腰痛是大多數患者最先出現的症狀，發生率約91%。由於纖維環外層及後縱韌帶受到髓核刺激，經竇椎神經而產生下腰部神經痛，有時可伴有臀部疼痛。

下肢放射痛也是腰椎間盤突出典型表現。絕大多數患者是腰椎第四～第五節、腰椎第五節～薦椎第一間隙突出，表現為坐骨神經痛。典型坐骨神經痛是從下腰部向臀部、大腿後方、小腿外側直到足部的放射痛，在打噴嚏和咳嗽等腹壓增高的情況下疼痛會加劇。放射痛的肢體多為一側，僅極少數中央型或中央旁型髓核突出患者會出現雙下肢疼痛。

此外，多見的現象還有足部麻木、感覺異常、肌肉萎縮、脊椎彎曲和背部肌肉痙攣僵硬等。

腰椎間盤突出症怎麼辦

本病一般情況下不建議手術治療，大多數患者可以經非手術治療緩解或治癒。其治療原理並非將退變突出的椎間盤組織回復原位，而是改變椎間盤組織與受壓迫神經根的相對位置或部分回納，減輕對神經根的壓迫，鬆解神經根的沾粘，消除神經根的發炎，從而緩解症狀。非手術治療主要適用於：①年輕、初次發作或病程較短者；②症狀較輕，休息後症狀可自行緩解者；③影像學檢查無明顯椎管狹窄者。

具體治療方法如下。

（1）臥床休息：初次發作時，應確實臥床休息。臥床休息三週後可以佩戴護腰保護下起床活動，三個月內不做彎腰持物動作。此方法簡單有效，但較難堅持。腰痛緩解後，應加強腰背肌鍛鍊，以減少復發的機率。

（2）牽引治療：採用骨盆牽引，可以增加椎間隙寬度，減少椎間盤內壓，使椎間盤突出部分回納，減輕對神經根的刺激和壓迫，需要在專業醫師指導下進行。

（3）復健和推拿、按摩：可緩解肌肉痙攣，減輕椎間盤內壓力，但注意過於用力推拿按摩可能導致病情加重，應慎重。

 哪些腰椎間盤突出症患者需要手術

①症狀重，影響生活和工作，病史超過3個月，經非手術療法治療無效者；急性椎間盤突出，腰腿疼痛劇烈難忍者，或症狀嚴重且不能接受牽引、按摩等非手術療法者。②有明顯神經受損症狀，肌肉癱瘓和括約肌功能障礙者，如大小便功能障礙或有完全或部分截癱者。這類患者多屬椎間盤突出的中央型，或系纖維環破裂髓核碎塊脫入椎管，形成對神經根及馬尾神經廣泛壓迫，應儘早手術。③伴有嚴重間歇性跛行者，多同時有椎管狹窄症，或X光片及CT圖像顯示椎管狹窄者，非手術療法

不能奏效，應該及早手術治療。④若合併腰椎管狹窄、腰椎峽部不連、脊椎滑脫或者椎弓斷裂，宜手術摘除病變髓核組織，同時作對側椎板及棘突間植骨融合術。⑤為使反覆發作，且逐漸加重的中青年患者能儘快恢復工作能力，可適當放寬手術適應症。但對老年及體弱患者則應嚴格審視手術適應症。

 ## 預防腰椎間盤突出症的鍛鍊方法

1. 仰臥交替抬腿

仰臥平躺於地面，雙手放在身體兩側；保持上身穩定，下背部緊貼地面，腹部收縮，雙腳交替抬起，感受腹肌持續收縮。注意動作過程中保持下背部緊貼地面，背部不要用力。

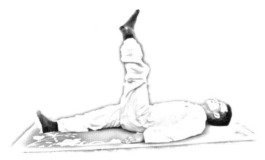

仰臥交替抬腿

本動作可以有效訓練到腹直肌下部，對於強化腹肌力量有很大的幫助。

2. 平板支撐

雙肘彎曲俯撐在墊子上，腳尖踩地，軀幹伸直，頭、肩、胯、踝處於同一條直線；保持腰腹收緊，儘可能多堅持一段時間。動作過程中保持腰背挺直，核心肌肉收緊，根據個人能力儘可能撐久一點。

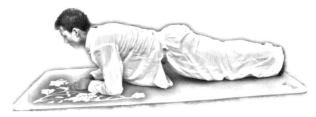

平板支撐

3. 小燕飛

趴在墊子上，手臂緊貼身體；同時向上抬起雙手雙腳，至最高點停頓2～3秒，盡可能地拉伸身體；緩緩恢復至起始動作。動作過程中感受背部肌肉的收緊。

小燕飛可以有效鍛鍊到下背部核心肌群，對緩解腰肌勞損、改善腰椎間盤突出等問題有很好的幫助，是臨床醫師推薦最多的治療腰椎間盤突出症的方法。

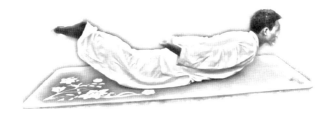

小燕飛

溫馨提示：腰椎間盤突出症是在人體退化性變基礎上再加傷害累積所致，傷害累積又會加重椎間盤退化，因此預防的重點在於減少傷害累積。平時要有良好的坐姿，睡眠時的床不宜太軟。長期伏案工作者需要注意桌椅高度，定期改變姿勢。職業工作中需要常彎腰動作者，應定時伸腰、挺胸，並使用寬的護腰。應加強腰背肌訓練，增加脊椎的內在穩定性，長期使用護腰者，尤其需要注意腰背肌鍛鍊，以防止肌肉萎縮帶來不良後果。如需彎腰取物，最好採用屈髖、屈膝下蹲方式，減少對腰椎間盤後方的壓力。

腰椎病患者莫過度依賴護腰

大家在看體育比賽的時候，會發現舉重運動員有一個特殊裝備，就是有一個厚厚的腰帶。這個腰帶起什麼作用呢？舉重時的全部重量都要靠腰部承受，尤其是往上舉的過程中腰椎要承受很大的重量和壓力，繫上腰帶就像給腰部戴上一個保護套和夾板一樣，可以很好地保護運動員的腰部。

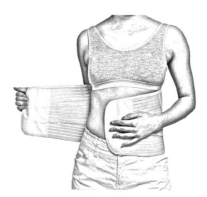

護腰

某天，我的病人帶來一個腰椎病患者。這名患者的腰腿疼痛症狀與其他椎間盤突出症患者無異，明顯的區別是：由於她連續配戴了三年的護腰，但不僅腰椎病沒治好，而且現在取下護腰時腰部疼痛加重，坐立不安。用患者自己的話說，護腰已經成了她身體的一部分了。其實，我們經常遇到像這位患者一樣由於長期佩戴護腰而導致「護腰依賴」的現象。導致這種現象的主要原因是：護腰在支撐腰部的同時，減少了腰部肌肉的負擔，長久下來，腰部肌肉的工作能力下降，收縮能力下降，待日後取下護腰後，肌肉的力量不能支撐腰部的重量，症狀就會反復發作！

那麼，到底應該怎樣使用護腰呢？

1. 護腰的作用

（1）配佩戴護腰後可以使腰部得到相對固定。護腰就像夾板，限制腰部的過度活動，減少肌肉的頻繁收縮，可減少增生的骨刺、突出的椎間盤等壓迫物對刺激腰部組織，減少椎間關節摩擦，減輕腰椎間盤的壓力，有利於消退局部炎症。

（2）配戴護腰後可以使腰部肌肉得到放鬆。由於護腰相當於腰部的外力支撐，

佩戴後可以減少腰部肌肉的用力，使腰部的肌肉可以充分休息。特別是對於急性腰腿痛病人來說，配戴護腰可以幫助患者緩解疼痛。

2. 正確配戴或使用護腰

只有正確配戴護腰，才能發揮護腰的作用，不至於像那位女性患者過度依賴護腰。那麼，該怎樣正確配戴「護腰」呢？

（1）護腰的規格要與患者本人的腰圍相符，上緣須達肋骨下緣，下緣至臀部上部。護腰後側最好有硬板支撐，且不宜過分前凸，以平坦或略向前凸為佳。不要使用過窄的護腰，以免腰椎過度前凸，且影響固定效果。也不要使用過短的護腰，腹部過緊會產生不適感。可先試戴半小時，固定、舒適要兼顧。

（2）護腰適合急性疼痛患者使用，一般使用7～15天，待急性疼痛緩解後即可脫掉護腰（可遵照醫囑），慢性腰痛患者則儘量不要使用護腰。

（3）脫掉護腰後，要加強腰背肌的鍛鍊，儘快恢復肌肉的力量，增強腰部的穩定性。

3. 練習腰肌好方法

缺乏時間做運動的朋友們，這裡教大家一個練習腰背肌的絕招。

俯臥，雙臂前伸，四肢及胸部同時上抬，兩腳中間夾住一本書或其他物品，整個過程不要掉下來。堅持一個月，你會發現你的腰上多了一個天然強健的腰帶。

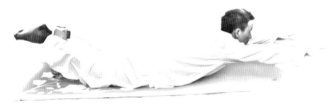

雙腳夾物練腰肌

放個靠墊為你的腰肌「減壓」

現在以坐態進行工作的人越來越普遍，例如辦公室一族、司機等，工作時間通常都是坐著的。為了防止腰痛，很多人會在汽車座椅、沙發、凳子上放個靠墊，睡覺時為了增加舒適度也會在床上墊上厚厚軟軟的床墊。是否越厚越軟的靠墊或床墊對腰部越好呢？其實不然，用靠墊防腰痛也要講究科學。

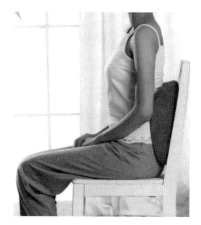

靠墊為腰肌「減壓」

每次搭飛機的時候，經常會看到一些人帶著環形的枕頭，將環形枕枕在頭後面，舒服地睡一覺，覺得對脊椎好又能夠喚醒精力，一舉兩得，其實，將靠墊習慣墊在背部或頸部，對健康是很不利的，靠墊一定要放在腰部。這是因為正常人體的脊椎共有4個生理彎曲，因生理的需求它們並不在一條直線上，胸椎和薦椎向後凸，頸椎和腰椎向前凸，從側面看，脊椎猶如兩個S的連接。由於這個生理特徵，腰、背不能置於同一平面。因此，坐椅子時，如果在腰部放上一個靠墊，可以使腰部得到有效的支撐，維持腰椎的生理曲線，均衡腰椎、腰部肌肉的壓力，預防和改善腰椎不適，有助於穩定脊椎有好處。

這就告訴大家，我們正常坐的時候一定要順應腰部的生理曲線，因為長期不良的工作姿勢會改變腰部的生理曲度。腰椎生理曲線變直又稱「腰椎曲線平直」，是各種腰椎疾病常伴有的腰椎病變。首先，當發生腰椎生理曲線平直後，患者的軀幹極易因震動的衝擊而受到損傷。其次，腰椎生理曲線平直後，固定腰椎結構的肌肉需長時間處於緊張的拉伸狀態才能繼續維持固定腰椎的功能，故患者極易出現腰部

酸痛等症狀。第三，腰椎的生理曲線平直使通過腰椎的神經、血管等組織受到壓迫或刺激就會出現腰痛、下肢疼痛、麻木及喪失感覺等症狀。如果累及馬尾神經，受壓後，還會出現大小便功能障礙以及下肢不完全性癱瘓等症狀。

因為正常人體的脊椎不在一條直線上，所以加了靠墊之後，正確的坐姿應該是挺胸抬頭。當需要靠椅時，腰部挺直，與椅背保持一段距離。坐沙發時要儘量靠後坐，背部緊靠沙發背，讓臀部坐於沙發面的底端。

靠墊的厚度要合適，不能太薄太軟，否則起不到支撐腰部的作用，也不要太厚太硬，太厚可能會造成腰椎的過度前屈，而太硬則不舒服。在挑選靠墊時可試放在腰後，如果墊10分鐘後仍然感覺很舒適，則這個厚度是適合的，如果感覺到腰背疲勞甚至疼痛，則說明這個靠墊不合格。其次，本身已患有腰椎間盤突出及腰椎管狹窄的人，更要注意靠墊的舒適性。一般來說靠墊以十公分厚的軟墊為佳，這樣人體向後壓時，靠墊正好壓縮至5～8公分，最符合腰椎的生理前凸。

除了使用靠墊來緩解腰痛外，對於辦公族來說，還有一些細節也是應注意的。不論從事什麼工作，只要久坐超過40分鐘，都應該起來做一下伸展運動，這樣對眼睛、手腕、頸椎、腰椎都有益處。為什麼學校一節課要設成四十分鐘，就是這個道理。

腰酸背痛腿抽筋，注意是否缺鈣

有句廣告詞這麼說：「腰酸背痛腿抽筋，身體提醒你，缺鈣了！」於是，各種補鈣的產品應運而生。一些人，特別是一些老年人，腰酸了，背痛了，腿抽筋了，就開始吃鈣片。不可否認老年人的腰酸腿疼，確有不少是因缺鈣引起，補鈣之後症狀便會減輕或消失。但是老年人的腰酸腿疼，並非全因缺鈣引起，補鈣雖無大礙，卻可能延誤病情。

老年人腰酸腿疼有很多原因，比如心身疲勞。受情緒影響和過分操勞者，會發生心身疲勞，出現頭疼腰酸、四肢疲軟、精力不佳、失眠食少等症狀，其中腰酸腿疼較為明顯。慢性感染也會引起腰酸腿疼，如慢性支氣管炎、慢性腸炎、慢性膽囊炎等這些慢性炎症，常常久治不癒，引發神經系統和循環系統功能障礙時，也會發生腰酸腿疼，全身不適。然而，本病致病因素多為肝腎虧虛，身體的抵抗能力下降，無法抗禦風寒濕邪的侵襲，故經常因傷濕感寒而見腰酸腿疼。

傳統中醫認為，腰酸背痛腿抽筋其實是寒邪傷人的典型特徵。從字上面去理解，疼裡面是個冬字，說明這種臨床表現跟冬天有關、跟寒冷有關。抽筋在醫學術語上叫痙攣，這個在寒的屬性裡叫收引。收引，就是收縮拘急的意思。肌膚表面遇寒，毛孔就會收縮，寒邪進一步侵入經絡關節，經脈便會拘急，筋肉就會痙攣，導致關節屈伸不利。因為寒是陰氣的表現，最易損傷人體陽氣，陽氣受損，失去溫煦的功用，人體全身或局部就會出現明顯的寒象，如畏寒怕冷、手腳發涼等。若寒氣侵入人體內部，經脈氣血失去陽氣的溫煦，就會導致氣血凝結阻滯，不通則痛，這時一系列疼痛的症狀就出現了：頭痛、胸痛、腹痛、腰脊酸痛……

因此我們在日常生活中要特別注意防寒。寒是冬季主氣，寒邪致病多在冬季。因而冬季應該注意保暖，避免受風。單獨的寒是進不了人體的，它必然是由風攜帶

而入的。所以嚴寒的冬季，北風凜凜的，我們出門要戴上帽子，圍上圍巾，這就是為了避免風寒。

但冬季因為外界氣溫本身就比較寒冷，人容易感受到寒意，在保暖上下的工夫也會大一些，基本上很少疏忽，但到陽春三月，「乍暖還寒時」，古人說此時「最難將息」，稍微一不留神，就會著涼，因而春季要特別注意著裝。古人講「春捂秋凍」，就是讓你到了春天別忙著甩下厚重的棉衣，春天主生髮，萬物復蘇，各種邪氣也易在這時候滋生。春日風大，風中席捲著融融寒意，看似慢慢吞吞，實則氣勢洶洶，要特別小心提防。

那麼，炎炎夏日，人都熱得揮汗如雨，也需要防寒嗎？當然需要。夏天我們經常吃一些冰涼的食物和飲料，如冰鎮西瓜、冰鎮啤酒、冰淇淋等，往往又整天待在冷氣房裡，到了晚上，下班出門，腿腳肌肉收縮僵硬，小腿肚發酸發沉，腦袋犯暈，甚至連走路都會覺雙腿不像是自己的，這時候寒邪就已經侵入你的體內了。

中醫養生之道，講究未病先防，但總免不了有防不勝防的時候，一不小心讓寒邪有機可乘，腰酸背痛腿抽筋了，怎麼辦？別著急，我告訴大家一個止痛妙方。

這個方子是個名方，叫作芍藥甘草湯。此方出自於《傷寒論》，原文謂：「傷寒脈浮，自汗出，小便數，心煩，微惡寒，腳攣急，反與桂枝欲攻其表，此誤也，得之便厥，咽中乾，煩躁吐逆者，作甘草乾薑湯與之，以複其陽，若厥愈足溫者，更作芍藥甘草湯與之，其腳即伸。」說明本方具有酸甘複陰、緩急止痛的功效。

腿腳抽筋，常發於夜間，夜為陰，夜間發病，多陰血不足，不能濡養筋脈，故腳攣急，芍藥酸苦微寒，養營和血，而擅緩解拘急，炙甘草甘溫，補中緩急，二藥合用，酸甘化陰，陰複而筋得所養，則腳攣急自伸。脾主肌肉，肝主筋脈，芍藥性酸，酸味入肝，甘草性甘，甘味入脾，肝脾得養，疼痛自然緩解，所以自古以來芍藥甘草湯都被譽為止痛的良藥，不但配制方便，而且滋味酸甘，一般取白芍30克、炙甘草15克，煮水飲用。

看到這裡，有人又有疑問：「我腰酸背痛腿抽筋了，揉揉捏捏不行嗎？一定要吃藥嗎？」我再給大家開個運動的方。

　　這個方法就是拉伸小腿後側腓腸肌。具體做法是：採用弓箭步，雙手抵住牆體，左腿呈弓步，在右腳腳跟不離地的情況下慢慢地朝後滑動直至小腿後側腓腸肌有明顯的牽扯感，單邊保持15～30秒為宜，換腿再做，可以有效緩解小腿抽筋。

　　點穴效果也很好，比如小腿抽筋的時候，以大拇指稍用力點按住患腿的承山穴，接著按順、逆時針方向旋轉揉按各60圈，然後，大拇指在承山穴的直線上下擦動數下，令局部皮膚有熱感，最後，以手掌拍打小腿部位，使小腿部位的肌肉鬆弛。幾分鐘甚至幾秒後，小腿抽筋症狀即可消失。

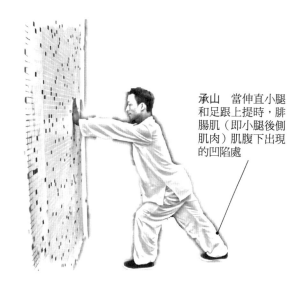

承山　當伸直小腿和足跟上提時，腓腸肌（即小腿後側肌肉）肌腹下出現的凹陷處

弓箭步推牆

正確鍛鍊，養成「腰堅強」

有時候想想如果現在辦公室沒有電腦，大家都換上傳統的紙和筆，不知道還會不會辦公。我想應該會很難受，因為大家已經習慣了這種簡單的辦公形式，打開電腦，天下盡收眼底，真的是太快捷和方便了。然而，在享受這樣的「便利」之餘，身體損傷也隨之而來。越來越多的上班族感覺腰不舒服，背也疼，關節僵硬。其實，造成腰痛的原因很多，椎間盤突出、僵直性脊椎炎、腰肌勞損、腰椎結核，以及骨質疏鬆等都可能造成腰背痛，不過，常坐辦公室的人得的較多的還是腰肌勞損。

腰肌勞損，又稱功能性腰痛、慢性下腰損傷、腰臀肌筋膜炎等，實為腰部肌肉及其附著點筋膜或骨膜的慢性損傷性炎症，是腰痛的常見原因之一，主要症狀是腰或腰薦部脹痛、酸痛，反覆發作，疼痛可隨氣候變化或勞累程度而變化，如日間勞累加重，休息後可減輕，為臨床常見病，多發病。其日積月累，可使肌纖維變性，甚而少量撕裂，形成瘢痕、纖維索條或沾粘，遺留長期慢性腰背痛。

腰肌勞損形成的原因很多，比如急性腰部損傷未完整治療留下的後遺症；長期反復的過度腰部運動及過度負荷，如長時期坐位、久站或從彎腰位到直立位手持重物、抬物，均可使腰肌長期處於高張力狀態，久而久之可導致慢性腰肌勞損；慢性腰肌勞損與氣候、環境條件也有一定關係，氣溫過低或濕度太大都可能誘發或加重腰肌勞損。

腰肌勞損對於臨床醫師來說是很頭痛的問題，因為它遷延難癒。那麼，我們該怎麼辦呢？

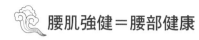

腰肌強健＝腰部健康

由於好不容易緩解的疼痛經常會因運動不當而再次發作，因此在很多人看來，休息才是腰痛、腰椎病或是腰椎術後的最佳治療方法。其實，最新的臨床研究已經否定了這樣的觀念。腰痛緩解後為了早日恢復健康和預防復發，應該儘早恢復日常活動和鍛鍊，避免長期臥床休息。

為支撐我們身體的重量，腰椎需要依靠肌肉力量的協助。腰椎周圍的肌肉力量弱，腰椎就會不穩定，容易產生腰椎和肌肉的慢性損傷，逐漸產生腰痛。腰肌無力會發展為腰痛，又因腰痛後活動減少，腰肌就更加無力，產生惡性循環。因此，只有增強腰椎周圍肌肉的力量，才能幫助腰椎趨於穩定，減輕腰椎的負擔，遏制腰痛的惡性循環。年齡越增加，或腰椎承受的負擔越重、時間越長，就越容易老化。只有通過運動增強腰肌力量，才能相應減少腰椎的負擔；通過運動增加腰部的活動性和柔軟性，才能相應增加腰椎的營養，使腰椎保持年輕狀態。

正確運動有原則

如上所述，運動可以預防或減輕腰痛，那為什麼不少堅持運動的人，還是會受到腰痛的困擾呢？關鍵還是看如何運動。運動方法不正確，反而會增加腰椎的負擔。運動，方法正確是良藥，方法錯誤是毒藥。因此，做運動時一定要遵循以下的原則：

（1）腰痛嚴重的時候需要臥床休息儘量不做運動。腰痛減輕到能進行日常生活的時候，就應該開始運動。

（2）所有運動都應緩慢進行，運動強度由輕到重，逐漸增加強度和時間。假如增加運動強度後出現腰痛，則應立即停止運動，改日降低強度，重新開始。

（3）運動要充分，且要規律。一般一週運動3次以上，才會有效果。每次運動要保持20分鐘以上，運動時間太短，則沒有效果。運動不能太過，平時沒有時間，週末一口氣長時間運動，反而對腰椎不利。

（4）運動應該在不增加腰椎負擔的姿勢和範圍內進行。運動的時候儘量採用臥位，保持腰背挺直以維持脊椎的曲線。運動在不引起疼痛的範圍內進行。

練腰運動法

（1）抬臀：仰臥位併攏雙腿，膝關節屈曲，兩手掌朝下自然放在身體兩側；邊吸氣邊緩慢抬起臀部，呈拱橋樣，維持5～10秒；呼氣時放下腰。

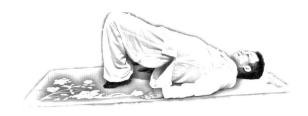

抬臀

（2）抱膝運動：仰臥位，屈膝提至胸前，雙手抱膝成準備姿勢；邊呼氣邊將雙膝完全靠向胸前，並且儘量抬頭；維持5～10秒後回到準備姿勢，重複5～10次。

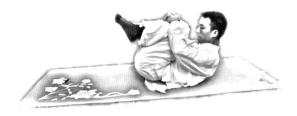

抱膝

（3）側臥抬腿：側臥位，上方腿緩慢抬起並保持5～10秒後慢慢放下；重複5～10次後稍作休息，換對側腿重複。

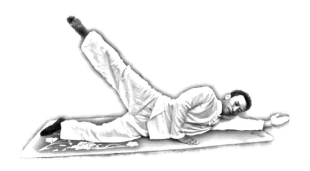

側臥抬腿

（4）上身抬起：俯臥位，收攏雙腿，放鬆臀部和大腿；用肘撐地，緩慢伸肘抬起上身，並保持5～10秒；抬上身時若有腰痛則稍降低上身高度，在無痛範圍內重複做5～10次。

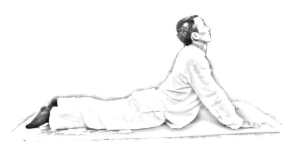

上身抬起

（5）四腳獸抬腿運動：爬行姿勢，軀幹挺直，左腿向後抬起，右臂向前抬起，維持5～10秒；交替對側手和腿做相同動作，重複5～10次。

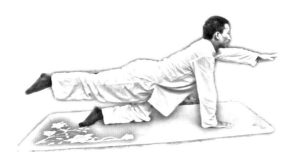

四腳獸抬腿運動

（6）脊椎旋轉運動：屈膝屈髖坐位，從上身開始向左側旋轉；兩手放在地面，保持臀和下肢不動；腰部旋轉到最大限度，維持5～10秒；然後向相反方向旋轉，左右各進行5～10次。

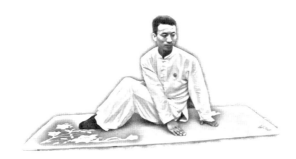

脊椎旋轉運動

（7）大雁式：俯臥位，用力挺胸抬頭，雙手雙腳向空中伸展，猶如大雁在飛。每次抬起動作要維持5秒，然後放鬆肌肉，休息3～5秒。每天早晚各鍛鍊1次，每次做30個。

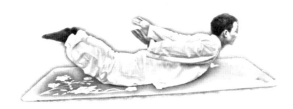

大雁式

少林功夫絕技鐵板橋，對你的腰特別好

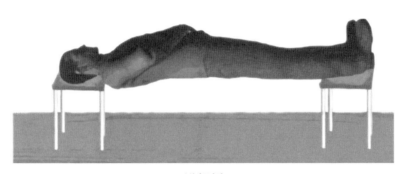

鐵板橋

　　鐵板橋，是一種古代武術救命絕招，用於閃避敵人暗器。通常是暗器來得太快，不及躍起或向旁避讓，只得向後仰天斜倚，讓暗器掠面而過，雙腳卻仍牢牢釘在地上。功夫越高，背心越能貼近地面，講究的是起落快、身形直，所謂「足如鑄鐵、身挺似板、斜起若橋。」著名電影導演袁和平在設計《駭客任務》動作時用到過這招，留意一下，就是主角躲子彈時後彎腰的那個動作，備受影迷喜歡和推崇。

　　中華武學均主張運用整體勁力，而少林武學鐵板橋則是訓練整體勁力極佳的功法之一。

　　練習時仰躺在兩條凳上，一凳放在腳後跟部，一凳放在雙肩部（亦有放在後腦部的練法，較為難練，容易出現危險，不推薦此練法），使身體中段懸空。身體挺直，有如一座橫架兩崖的金剛鐵板橋。鍛鍊的要點在於每日堅持練習，每一次練習比上一次多堅持一段時間。古人訓練時會在屁股下點一柱香，當每次堅持不了，屁股下沉時即被香火燒到屁股。我當然不會建議使用這種方法，畢竟安全更重要。

為了練習安全，我將此法做了小小變通，改在床上練習。用兩個小矮凳架在肩腳兩頭，沒有凳子可另找東西代替，比如箱子、一疊書都可以。這樣練習的好處在於，萬一你堅持不住，即可以一屁股掉到床上，比較不危險。

　　練習時可採用自然呼吸，等到習慣後建議採用腹式呼吸，無須刻意，時時調整身體保持正確姿勢即可。本功若能做到30分鐘而不覺累可算及格，若能於腹部放置15公斤重物堅持正確姿勢30分鐘，則算達到少林寺的標準。這個動作能夠有效地使脊椎，尤其是腰椎周圍起顧護作用的肌肉得到有效的刺激，比如腹橫肌、腹內斜肌、多裂肌、回旋肌等核心肌群。

　　只要堅持一段時間，你會發現不知不覺間腰腹部的贅肉消失了，而且原來稍微久站就產生的腰痛一掃而光。更重要的是你會覺得精力倍增，若是早上起床以後會覺得渾身是勁，就說明你做得到位了。再堅持一階段，身上的迷人線條就會產生，真的不需要多下功夫，只需要躺著就可以了，實在是一個絕佳的懶人運動法。

　　值得注意的是很多人一開始做非常舒服，感覺腰板比以前直了，但往往一段時間後，感覺很不舒服，腰也挺不直，表示傷到豎脊肌了。所以我給大家的建議是儘量把強度降一降，慢慢來，防止受傷，因為獲得健康才是最重要的。

第六章

脊椎養護：骨盆篇

骨盆變形危害重重

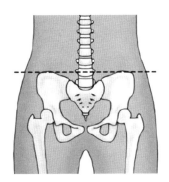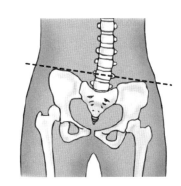

骨盆變形

　　骨盆是由薦骨、尾骨和兩塊髖骨所組成。薦骨與髂骨、薦骨與尾骨間，均有堅強韌帶支持聯結，形成關節，一般不能活動。妊娠後在激素的影響下，韌帶稍許鬆弛，各關節因而略有鬆動，對分娩有利。

　　骨盆是整個骨骼的中心，上到脊椎、下到兩腿關節，都需要骨盆居中調整，支撐脊椎正直，負責兩腿運動，而且骨盆形成的盆腔內，更有膀胱、直腸以及生殖器官等臟器，所以只有擁有一個正直「端莊」的骨盆才稱得上真正的健康完美。

　　骨盆是人體脊椎的根基，其保持正直狀態，相應的脊椎也會保持正常的生理曲線。這樣一來，人體不會發生重心偏移，肌肉和韌帶不會產生僵硬、痙攣，脊椎不會產生疼痛，外部形態上也不會產生頭部前傾、駝背、腹部前突、腹部肥胖等。

　　骨盆還是雙腿的「屋頂」，有了端正的屋頂，與它相連的雙腿就不會歪斜，不至於因為骨盆而形成「O」「X」形腿，保持筆直的修長腿型。

骨盆變形的危害

骨盆變形的危害主要體現在以下四個方面。

危害一：骨盆變形容易導致脊椎彎曲，壓迫神經，使肌肉、關節和臟器發生功能障礙。許多人煩惱的腰痛、肩酸以及其他內臟疾病，其根本原因就是骨盆變形。

危害二：骨盆變形會使下半身的血液循環以及新陳代謝變差，這時下半身很容易累積贅肉，腰部鬆弛，臀部變大。

危害三：骨盆變形會造成下腹部兩側的肌肉不平衡，使一側下腹部明顯突出，這種突出是任何節食、運動都無法恢復的。

危害四：骨盆變形還會引發多種婦科疾病，嚴重時的甚至會增加分娩的困難。

在眾多骨盆變形危害中，以骨盆傾斜的危害最為常見。

骨盆傾斜以後改變了人身體上的力線，使人體的比例發生失衡，長此以往就會造成下半身畸形的肥胖，會引起內臟下垂、小腹凸起、臀部橫向發展或下垂等，進而進一步破壞身體曲線。

骨盆雖然僅僅是脊椎的一部分，但卻是人體脊椎上很重要的一個環節，與頭部的骨骼和頸椎都有緊密的關聯，因此骨盆只要出現問題，人的面部就會出現不端正的現象，甚至出現視覺、嗅覺的障礙，甚至會進一步影響到頸椎的健康。

骨盆與股骨相連，如果骨盆出現變形，這些骨骼也會隨之產生畸變而妨礙其發揮正常作用，如會為股關節帶來負擔導致關節出現畸變，加重內外八字腿形，為進一步演化為退行性膝關節炎埋下禍根。

骨盆支撐著腹部，具有保護內臟及生殖器官的重要功能。骨盆變形會影響盆腔內的臟器及生殖器官。骨盆傾斜會使其中的子宮、卵巢和腸胃等器官本來的形態受到扭曲，以致體液流動的機能受到阻礙，甚至部分失去作用。比如腸蠕動的機能就會相應減弱，慢性便秘大半與此有關。

脊椎周圍的肌肉都是為了順應人直立狀態而生長的。骨盆如果不正，就會導致氣血不通，在腰部找到壓痛點，進而在對應的肩部也會出現疼痛點，所牽涉的肌肉

會發生痙攣疼痛，一般的放鬆按摩無法從根源上進行緩解。

由於骨盆的傾斜，血管受到壓迫，阻礙了血液正常循環流通，加上原本在正常工作狀態下產生並放出熱量的肌肉會因骨骼的變形而拉長，這時肌肉會為恢復原有的狀態而緊張起來，從而造成慢性疲勞。肌肉緊張、僵硬後，造成血液和淋巴液的流動不暢，身體會處於發冷的狀態、畏寒的情況就會更加惡化。所以在臨床上很多女性即使使用艾灸灸命門、氣海等升陽穴位效果不佳，其主要的原因是骨盆的問題沒有得到有效緩解。

 ## 誰動了我們的完美骨盆

其實，讓我們失去了完美骨盆的就是我們自己！曾經，我們大多數人先天的骨盆都是完美正直的，但後來，一些生活中的不良姿勢、飲食習慣等，讓我們距離完美越來越遠。

先來看看你是否有下列骨盆變形的徵兆吧——

（1）站立時是否身體前傾，出現腰痛。

（2）坐在椅子上總是不自覺地把腿盤起。

（3）走路時，膝蓋外屈，容易絆倒。

（4）伴隨疲憊、失眠、食欲不振等症狀。

（5）對著鏡子看看自己的腰部以下，兩邊是否有不對稱的情形，比如大腿關節是否突出，雙腳是過於內八字還是外八字，兩邊臀部是否不一樣大。

（6）用手摸摸看自己的腰部後方下面兩側，是不是太過於厚硬，兩邊的腰是否一前一後或一高一低。

（7）測量膝蓋到地板的距離，右側高於左側時，就表示右側骨盆朝右上歪斜，反之則朝左上歪斜。

（8）用手摸摸自己的腰部下面兩側，是否一側胖一側瘦。

（9）仰面向上躺在床上，放鬆下肢，看看左右腳踝傾斜的角度是否不一致。

（10）仰面平躺於床上，看看腰部是否懸空。腰部距離床面中間，是不是可置入如雞蛋大小的物體。

（11）從側面看腰部及臀部的曲線弧度是否過大（側面看起來臀部特別翹，腰部後面彎曲度特別大）。

如果你符合上述徵兆，那麼說明你的骨盆已經出現了變形的情況，符合的徵兆越多說明變形越嚴重。當然，以上的測試未必能夠完全確定你的骨盆是否已經變形，如果條件許可，應到醫院進行專業檢查。如果確實是變形了，最好去找專業醫師就診，及時有效地矯正好脊椎，就能消除這些症狀。

你的骨盆傾斜了嗎

　　現在的各種醫學訊息在網上滿天飛，其中有的訊息是正確的，有些就顯得比較荒謬。王小姐聽過我的一場演講以後，就發現自己的骨盆可能歪了，越對照越覺得自己真的有毛病，於是在接下來的時間裡總感覺身體不舒服，失眠，倦怠乏力，手腳冰涼，看了很多醫師、做了一大堆體檢，卻顯示一切正常。

　　在來找我進行診斷治療前，她還專門列印了一份網上「骨盆是否歪斜」的資料來對照，越看越擔心：

　　最明顯的就是五官不對稱，如頭型不正或臉型不正，額紋單側下垂散亂，雙眉不等高，雙眼不等大，外眼角不等高，上眼皮一單一雙，單側出現眼袋，人中不對稱或單側消失，鼻孔不等大或孔型不一樣，雙耳不在同一高度。

　　其他還有如下症狀：下頜骨兩側不等平，雙肩不等高，雙臂不等長，雙側乳頭不等高，雙乳不等大，雙側臀圍線不水平，雙側膕窩線不水平，雙腿不等長，左右鞋跟磨損不均勻，單側膝踝關節易損傷，自然仰臥位時身體向一側偏歪，俯臥位時雙側臀部不等高等。

　　我為她觸診後發現王小姐的骨盆確實左右偏歪並伴有頸椎、胸椎、腰椎多個椎體不同角度錯動，於是為她矯正。

　　一個月後王小姐來找我，表示「以前的症狀全消失了，最大的收穫是以前每次生理期腹痛都很嚴重，第一天要休息不能正常工作，這次肚子一點感覺都沒有。以前每次出血量很大，晚上睡覺稍不小心就有側漏，這次生理期出血量和顏色都正常，骨盆矯正太神奇了。」

　　其實臨床當中很多疾病都與骨盆偏歪有關，那麼，有沒有快速判斷骨盆是否出問題的方法呢？

三分鐘骨盆傾斜自我檢測法

1. 立式

本式檢測骨盆是否前傾或後傾。

方法：靠牆站立，將身體完全貼在牆壁上。

如果後腦勺、肩胛骨、臀部、小腿肚、腳後跟這五處不能全部都緊貼於牆壁，則骨盆可能前傾或後傾。

如果此姿勢不能維持三分鐘，也極有可能骨盆前傾或後傾。

2. 臥式

本式檢測骨盆是否左傾或右傾。

方法：放鬆全身，仰面朝上臥躺。查看兩腳後跟與兩腳尖之間的自然角度。

正常情況下，兩腳尖展開的角度應為均等（大約離中心各15°），如發現單側角度過大，則骨盆存在左右傾斜，如左腳角度大則骨盆左傾，右腳角度大則骨盆右傾。

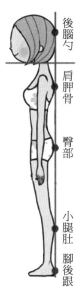

後腦勺

肩胛骨

臀部

小腿肚
腳後跟

骨盆傾斜自我檢測

 ## 骨盆傾斜矯正方法

1. 一分鐘骨盆傾斜矯正操

本矯正操主要通過鍛鍊腰大肌來矯正骨盆傾斜。

步驟一：直立姿勢，單腳抬高至45°。

步驟二：大步向前跨步。

站穩並習慣後，大力抬腳向前跨步（跨步時膝蓋抬至90°），儘可能加大步伐。跨出的那只腳膝蓋呈90°彎曲，3～5秒內下意識地伸展後腳。步伐儘可能拉到最大。

步驟三：身體恢復直立狀態，換腳重複相同動作。

10次跨步（左右各5跨步）為一組，以每日兩組為准。

做習慣後，上半身如能在跨步同時向跨步腳的方向扭轉，則效果會更好。

特別提醒：膝蓋和腰部較脆弱者、運動極其不足者，以及年邁的老人們請注意，腳不要抬太高；步伐放小；手扶桌椅支撐。

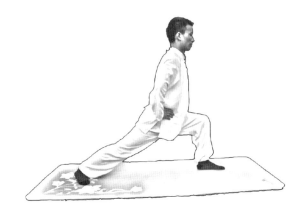

向前跨步

2. 肩橋

步驟一：仰臥位，雙膝彎曲，膝關節與小腿呈90°，兩臂自然放在身體兩側。

步驟二：以腳和肩膀作為支點，一邊吐氣，一邊慢慢抬起骨盆，讓髖關節儘量伸張開，直到膝蓋與肩膀是一條直線，停留30秒。儘量夾緊臀部肌肉，保持1秒後再一邊吸氣，一邊慢慢落下。

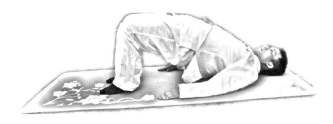

肩橋

注意頭不要抬起，小腹要收緊，15～20次為一組。

特別提醒：如果經過訓練，已經熟練，可以將一條腿抬起，效果可以加倍。

導致骨盆變形的十大惡習，你占了幾條

1. 習慣性固定一側蹺二郎腿

不蹺腿就渾身不對勁，有可能是因為骨盆已經歪斜了。

經常蹺二郎腿會增加負重腿罹患骨關節炎的風險。同時，由於上位腿受力不均，向內偏斜，可能造成內側膝關節間隙壓力增加，軟骨磨損加重。同時膝關節外側的腓側副韌帶受到持續牽拉，使其鬆弛，可能在已有骨關節炎的基礎上形成膝關節半脫位，外表看起來就形成了「O」形腿。久蹺二郎腿極易造成腰椎與胸椎壓力分佈不均，引起脊椎變形，有的則會導致腰椎間盤突出，形成慢性腰背痛。這些習慣都會讓人體的力量側壓在脊椎上，脊椎長時間彎曲容易勞損，嚴重的還會誘發強直性脊椎炎。

2. 坐著時背部彎曲

坐椅子的時候，有許多人習慣不坐滿椅面，然後用彎曲的背部直接靠著椅背。長時間維持這個姿勢，身體就會記住骨盆後傾的狀態，並且把這個姿勢當成是正常的。因此坐椅子時，應保持背部挺直，如果感覺累，可以將椅背調直，然後將整個背部貼上去，以維持骨盆和脊椎的正常位。在腰部墊上一個坐墊也能保護腰部。

3. 經常側身坐、鴨子坐

很多女性喜歡側身坐、鴨子坐（雙膝併攏，兩邊小腿往身體兩側彎曲的姿勢），認為這樣顯得比較有女人味。但是這些坐姿，會對膝蓋、腰部、髖關節造成相當大的負擔，而且還會造成膝關節變形。膝蓋一旦變形，骨盆當然也就很難維持在正確的位置。結果女性從50歲開始，膝蓋疼痛的狀態就會逐漸增加，到了65歲以後會急劇增加，而患退行性關節炎的機率更是男性的4倍。

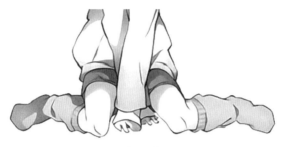

鴨子坐

4. 橫躺或窩在沙發上，並且以手當枕

很多人放鬆看電視時會採取這個姿勢，可是事實上這個姿勢會對各個部位造成負擔（只有腹部不會受到壓迫而已），而且還會導致肩膀、頭部的功能障礙。在這個姿勢下，骨盆當然也會往單側歪斜，而為了保持身體不往前後倒，周圍的肌肉必須努力工作，才能夠維持平衡。為了避免這個問題，躺下時可以準備一個舒服的枕頭，並時常改變左右的方向。

5. 習慣性同一邊夾包包或背包包

腋窩夾包包、背側背包包或提東西時，若是一直習慣用同一邊，那記得提醒自己適時換邊。比如說，可以今天用右邊，明天換左邊，規定自己兩邊同時使用，否則非常容易造成脊椎歪斜，外表看起來會明顯一邊肩高一邊肩低。

6. 站著時，經常把重心放在單腳上

單腳站立時，骨盆必須在傾斜的狀態下支撐體重，為了維持整體平衡，最後就會變成下腹部凸出的下交叉綜合症姿勢。長時間單腿站立對於一條腿的損傷會比較大，久而久之會引起膝關節炎。

7. 邊看手機邊走路

具體內容請參考「你是『低頭族』嗎」單元。

8. 經常穿不合腳的鞋子

高跟鞋、緊靴子不僅會導致腳痛，也會讓腰部、大腿內側的肌肉過度緊繃，進而造成骨盆前傾。若是身體習慣了這個狀態，最後就會引起骨盆傾斜。

9. 長時間穿著緊繃的衣服

緊繃的束腹、馬甲或是過度貼身的牛仔褲，不但會妨礙骨盆周圍的血，還會把腹部的內臟往下擠壓，增加骨盆底肌肉的負擔。長時間壓迫腹部緊束不但會影響消化也會對脊椎周圍肌肉的彈性和耐受性造成不良影響。

10. 單邊接電話

接聽電話時，不要一直都用同一手拿，否則頭部總是習慣往同一邊偏，若是談話時間增長，那就更會使得脊椎長時間往同一邊彎曲。甚至有些人會邊接電話邊工作，用頭和脖子夾著電話，這樣對頸椎的損傷會更大。

以上，你中了幾項呢？如果你有上述習慣，骨盆歪斜的機率就愈高。從今天起，改變這些壞習慣吧。

翹臀，可能是骨盆前傾

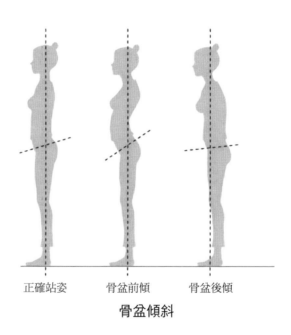

正確站姿　　骨盆前傾　　骨盆後傾

骨盆傾斜

　　很多女性會覺得自己屁股很翹，所以引以為豪，殊不知亞洲女性很難長成像非洲女性那樣的翹臀，很多翹臀在臨床上反而是骨盆前傾的表現，這是骨盆位置偏移的病態現象。

　　那怎麼知道骨盆有沒有前傾呢？來看看下面的方法。

骨盆前傾自我檢查

測試一下你是不是骨盆前傾，來看看下面哪些情況和你很像。

（1）站立的時候，身體有些前傾，會出現腰痛。喜歡捶後腰，並且覺得很舒服。

（2）站立的時候，容易不自覺靠著牆。

（3）坐在椅子上，會不自覺地把腿盤起來。

（4）走路的時候容易絆倒，左右鞋底的磨損程度不同。

（5）走路的時候，容易呈「O」形腿或膝蓋向外屈。

（6）在睡覺的時候，很難長時間仰頭。

（7）雖然不睏，卻經常打呵欠。

（8）雖然不疲倦，但眼睛卻睜不開。

（9）雖然沒掉牙齒，但嘴卻是歪的。

（10）稍微運動一下就會出汗。

（11）經常頭痛，檢查找不出原因。

（12）下半身肥胖，女性經常月經不調，常規調養效果不佳。

假如你達到2項以上，骨盆歪斜的可能性就很大，多達8～10項的，骨盆問題可能已經影響到神經，並且對臟腑造成影響。

骨盆前傾最明顯的症狀是臀部後凸，腰臀比、BMI值和體重都在正常範圍，小腹仍舊前凸。骨盆長時間前傾，不但影響美觀，嚴重者會加重下背部及頸部的負擔，造成疼痛與肩頸酸痛等問題，甚至影響其他骨骼肌肉健康。下面這個小方法，可以幫助矯正它。

骨盆前傾矯正運動——橋式

步驟一：輕鬆地仰躺在床上或者墊子上，兩腳打開與肩同寬，膝蓋彎曲，腳掌貼地。

步驟二：以腰部、腹部及背肌的力量，將骨盆及臀部慢慢往上抬，直至膝蓋到肩膀呈一條直線，維持30秒後，再將骨盆及臀部緩緩放下。

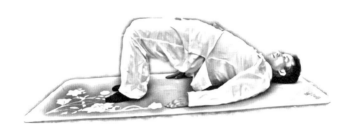

橋式

堅持練習，每天做5～10次。

這個動作可以幫助伸展脊椎、平衡骨盆。一開始做這些動作時，會有些許的酸痛感，大概三四天后，酸痛的感覺就會消除。如果做動作後會產生疼痛的感覺，可以先暫停一兩天稍做休息，隨後疼痛感覺就會消除。但是，如果每次都會有疼痛的感覺，那表示這個動作可能不適合你，或者問題比想像中來得嚴重，建議你應該找專業脊椎醫師做進一步的檢查和治療。

注意事項：兩腳膝蓋需與肩同寬，不要太開或太近。身體放下時，要將脊椎由胸椎、腰椎、尾椎一節一節循序放下。

臀部下垂，可能是骨盆後傾

　　前段時間，接診了一位女性患者。她總是覺得自己的臀部塌塌的不好看，於是就想方設法鍛鍊，但是效果不明顯。我詢問以後知道她喜歡趴在沙發上看電視，一趴就是好幾個小時，還出現肩膀、背部酸痛、下腹突出的現象，臀部外觀扁平，整體看起來垂頭喪氣，無精打采。我判斷這是骨盆後傾的表現。

骨盆後傾自我檢查

　　我找了一面平整的牆壁，讓她身體站直，腳跟、臀部、頭部貼緊牆壁，用手去測量她的腰部和牆壁之間的距離。

　　如果間距小於一手掌距離，説明骨盆存在後傾現象；如果間距間可以放下自己的拳頭，表明骨盆存在前傾現象。

　　骨盆最好的狀態就是空間可以放下手指關節彎曲狀態下的手掌。

　　造成骨盆後傾的原因主要是生活習慣的問題，比如喜歡靠在很軟的沙發上睡覺或看電視，上班時的椅子支撐不夠好，運動量不夠，或者運動方式不對等。如果發現自己的肩頸、腰部常感到酸痛，做很多治療也沒有太大改善時，也許問題就來自於骨盆。

　　有骨盆後傾的人，腰椎的弧度都會過於平直，所以受力很直接，容易造成椎間盤的壓力，腰部的肌肉也會感到特別吃力。因此，骨盆後傾引起的疾病大多都來自於腰椎。另外，胸椎的弧度也會受到影響，胸椎上半段靠近腰椎的地方會比較直，肩胛骨比較突出，肩頸很容易酸痛。通常這類型的人，頸部也會特別前傾，甚至出

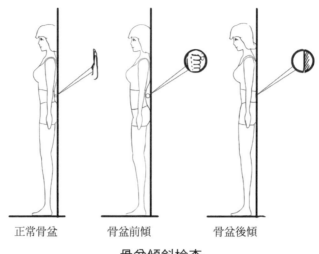

| 正常骨盆 | 骨盆前傾 | 骨盆後傾 |

骨盆傾斜檢查

現頭痛。

　　骨盆後傾的人走起路來，會讓人覺得很沒精神，這是因為他們很容易有內外八字的步態。無論是骨盆前傾或後傾，因為脊椎弧度不對，人都會「駝背」，只是駝背的區塊會有點不同。骨盆後傾所造成的駝背，其實是因為頸部前傾加上胸椎上半部弧度較大引起的視覺效果。這兩者都是不正確的體態，都會牽涉身體其他的關節受力和步態的發展。比如會導致重心向前，讓膝關節承重更多重量，最終可能導致受傷機率增加，磨損嚴重。另外，由於骨盆部位是承載生殖功能和支撐器官的重要位置，所以骨盆後傾還會影響內分泌和生理循環等。

　　骨盆後傾的人腹肌、髂腰肌、腰背部、臀部的肌肉力量弱，膕繩肌處於緊張的狀態，所以骨盆常處於往後方下沉的狀態，外觀看起來像是屁股下垂；而腰背部的肌肉、髂腰肌與腹肌的弱化又會導致不能維持骨盆的位置而使骨盆後傾，重心在後，上半身為了維持前後平衡，更會加重駝背狀況。

骨盆後傾的矯正方法

1. 熱身運動

步驟一：左膝往上彎曲，將小腿微微向下收攏，右腿往外屈膝，將腳踝架在左膝上，左右腳稍用力，雙手抱著左側大腿躺臥在地上。以這個姿勢往上抬起臀部，維持10秒。

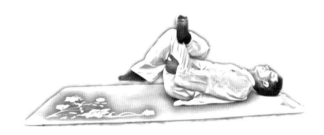

熱身運動步驟一

步驟二：雙臂伸直放於身旁，手掌貼地，左腿屈膝，右腿伸直並往上抬起，與地面垂直，上身隨之提拉，令腰背、臀部、雙腿均離地，只用頭部、雙臂、兩肩支撐全身，維持10秒。

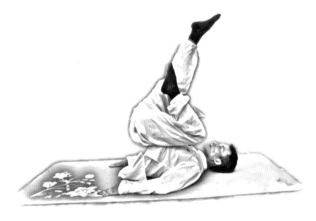

熱身運動步驟二

2. 重整骨盆

雙手叉腰站立，利用骨盆施力，分別向前後傾斜。當骨盆向後傾斜時，從鼻子深深吸氣，腹部肌肉隨著骨盆的移動充分舒展開來。當骨盆向前傾時，臀部往下收，腹部肌肉收縮，同時保持緩緩呼氣。

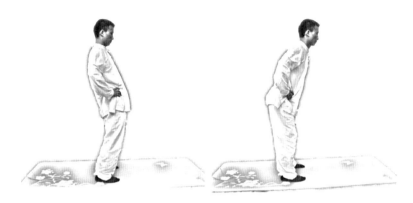

重整骨盆

3. 轉動股關節

雙腿自然伸直躺臥，腳掌微微向前伸直，兩腳之間相離一個拳頭的空位，腿部下側、臀部、腰部、肩胛骨、頭部都貼緊地面，雙手叉腰，手肘落於地上。

保持全身躺平的姿勢，雙腿輪流往上抬起，並轉動股關節，用腳畫圈，內轉與外轉各5次。

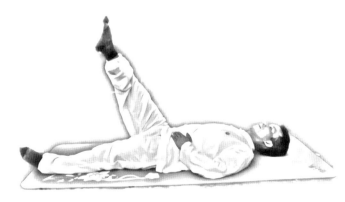

轉動股關節

4. 抬臀

雙腿屈膝躺臥，兩腳間相離一個拳頭的空位，雙臂屈肘叉腰，臀部肌肉收緊，與大腿保持直線，骨盆微微後傾。然後伸直雙臂，貼於地面，臀部往上抬起，使大腿、骨盆、腰腹連成直線。

維持抬臀姿勢5秒後，臀部下沉，收緊腹部，但注意臀部不要著地，保持數秒後放鬆。

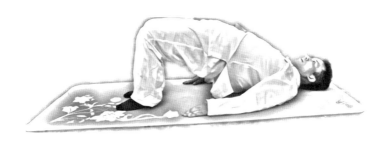

抬臀

孕婦必知的護腰法

因為職業的原因，日常的生活中總有人會把一些醫學問題拋給我以求解答。譬如有一天朋友聚會，他們看見我在電視上講解說女性朋友孕前和產後，最好請專門的脊椎醫師進行骨盆調整並進行骨盆鍛鍊，紛紛提出了不同的觀點。比如：坐月子是一種陋習，國外的女性不坐月子也沒事。或是說禪一老師講的月子病跟骨盆似乎八竿子都打不著邊。但實際上，一般的孕檢、產檢以及產後複查範圍裡雖然沒列入腰椎檢查，但因為脊椎不適會影響孕婦的分娩，甚至引起「產後風」的例子如今卻越來越多。這一方面與我們的生活方式有關，「動得少、

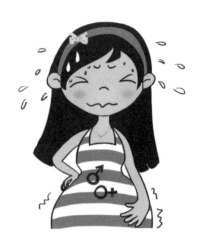

孕婦需注意養護脊椎

坐得多」容易導致肌肉力量減弱、關節穩定性降低，另一方面，育齡女性對脊椎保健的認識不足也是重要原因。接下來就來教孕婦們該如何保養自己的脊椎。

臨床統計，孕婦中出現腰痛的患者比例為40%～50%，即便沒有腰椎間盤突出的女性在懷孕後也會遭遇腰痛等困擾。主要原因有兩點：第一，懷孕後因體重增加，加重了腰椎的負擔。胎兒位於脊椎前方，隨著胎兒的發育，腹部負荷逐漸增加，導致身體重心前移，同時會引起脊椎生理曲線的改變。另一方面到了懷孕晚期（懷孕9個月以後），隨著體內各種激素的改變，椎旁的韌帶、肌肉、關節同樣會變鬆弛，導致這些結構對椎間盤的保護能力降低。

腰椎關節錯位的孕婦該怎麼辦

　　孕期及產後的腰痛，80%是由腰椎小關節錯位引起的。做辦公室秘書的馬小姐時不時會腰痛，因為症狀相對比較輕，加上工作忙請不了假，就一直沒去醫院就診。年初她懷孕了，非常開心，然而隨著肚子越來越大，她的腰痛也越來越嚴重，後來嚴重到必須扶著身邊的物體才能站起來，走路都要扶著牆。

　　經醫師診斷，馬小姐的病是典型的腰椎錯位，但由於孕期不宜吃藥治療，後來又經過一番周折才找到專業脊椎醫師，經按摩複位後得到緩解，並順利生產。

　　像馬小姐這樣最後能順產還是相當幸運的。很多孕婦懷孕早期症狀並不明顯，只是偶爾感到有些腰酸腰疼，沒有引起重視，往往到了難以忍受的地步才去看醫師，但那時通常已是懷孕中後期，一般醫師不主張治療，以免誘發流產。結果，孕婦不但要飽受折磨，再加上分娩的疼痛，勢必會影響胎兒的順利分娩。產後創傷未癒、要哺乳的產婦也可能陷入同樣的困境：行動不便，卻又不宜吃藥，既影響產婦的身體康復，也容易導致情緒抑鬱。

　　為什麼孕婦會發生腰椎錯位呢？原因主要有以下幾個方面。女性懷孕末期，黃體酮和鬆弛肽兩種激素分泌增加，促使骨盆韌帶鬆弛，以便胎兒順利分娩，但與此同時，腰椎的韌帶也會因此處於鬆弛狀態，如果長期姿勢不當，就會發生腰椎錯位。另外，隨著胎兒的發育長大，加上體內的羊水，孕婦腰腹部負擔逐漸增加，腰椎自然往前拉伸，也容易發生錯位。一旦腰椎生理結構發生改變，腰椎間盤的壓力就增大，時間久了，還有腰椎間盤突出的風險。

　　產後出現腰腿痛、下肢發麻的症狀，民間稱為「產後風」，也跟腰椎病有關。分娩後，黃體酮和鬆弛素不能立刻恢復正常，往往要經歷一個相當長的過程。因此，坐月子的時候韌帶還是鬆弛狀態。在此期間，哺乳姿勢不良、長時間低頭、彎腰等都容易導致腰椎關節錯位。

　　為了懷孕和分娩順利，建議計劃懷孕的女性防患於未然。如果平時偶有腰痛情況，在懷孕前應通過推拿、針灸、理療等方法先把腰椎治好。之前沒有腰痛的女性

也應做腰椎檢查，因為可能腰椎小關節錯位還沒壓到神經，暫時沒發覺疼痛，如果不加注意，隨著懷孕身體的負擔加重，就會刺激到神經，導致腰椎病的發生。

育齡期女性還應做好脊椎自我保健措施。首先要保證正確的姿勢，不要坐太矮的凳子或太軟的沙發，座位的硬度和高度要適中。不要穿高跟鞋，應換上柔軟舒適的平底鞋。其次，要注意休息，不要過多彎腰，適當做一些輕微的腰部拉伸動作。特別是白領上班族，每工作一個小時後要站起來，用手叉腰左右轉動一下，伸個懶腰，即使1分鐘的運動也可以讓腰椎得到放鬆。

腰椎間盤突出的孕婦該怎麼辦

患有腰椎間盤突出症的女性可以懷孕嗎？這是一般人關心的問題。一般的腰椎間盤突出症患者，懷孕是沒有問題的，孕前可以在醫師的指導下做腰背肌的鍛鍊（在其他章節有闡述），等症狀緩解之後，就能像正常女性一樣進行孕前準備。即使已經懷孕了，也沒關係，注意多休息也有助於防止腰椎間盤突出症的復發。

很多人對於腰椎間盤突出症的病情嚴重程度缺乏正確認識，覺得反正腰不痛了就問題不大，這樣顯然不行。一般，腰椎間盤突出的輕重要根據突出的部位、大小、臨床症狀的嚴重程度等劃分，是隆起型、突出型、脫出型，還是游離型，要靠醫學影像學判斷，除此之外還要結合患者臨床特徵，比如患者的腰椎間盤突出會不會影響神經？會不會影響正常生活？這樣才能做到恰當的評估，從而確定科學、正確的治療方法。所以，建議準備懷孕的女性到正規醫院的脊椎科或骨科進行評估後再做治療，效果事半功倍。

除了懷孕這段時間，新手媽媽們在坐月子期間也要保護好腰椎。因為在這個階段，腰椎的韌帶、肌肉、關節還處於鬆弛狀態，這時最好配戴束腹帶，多做收腹、腰背肌的鍛鍊，要充分休息，不要勞累。有腰椎間盤突出的產婦更要多平躺，以減少腰椎受力。

產後腰痛怎麼辦

　　王小姐是家裡的獨生子女，從小嬌生慣養，生完孩子以後也不願坐月子，生完第三天開始就天天窩在沙發上看電視，空調開得還非常低，落下一大堆病根，整天喊著腰痛、腳後跟痛、膝關節怕冷，到我診室去的時候大熱天還帶著護膝，後悔得要命，說自己不聽老人言，吃虧在眼前。

　　十個產後婦女有九個喊腰痛，這也被列為「月子病」之首。骨盆和子宮，是幫助寶寶出生的最大功臣，它們勞苦功高，經過懷孕和生產，已經疲憊不堪了，如果休息不足，當然會「抗議」。剛生完寶寶的婦女，骨盆韌帶尚處於鬆弛狀態，腹部肌肉也變得軟弱無力，子宮尚未能完全複位，此時產後婦女們如果不注意，猛然彎腰拾撿東西，或者因為便秘而如廁時間過長，便會牽引、拉傷韌帶；同時，因久蹲、久坐，也會造成局部血液循環不暢，使肌肉受壓，勞損引起酸痛。

　　還有些孕婦，特別是初產的孕婦，在分娩時為了讓胎兒順利通過，往往用力過猛把恥骨撐開，損傷了恥骨及其周圍韌帶。她們通常在產後下蹲、拿重物甚至排便都感到恥骨處有疼痛感，嚴重疼痛的新手媽媽在行走時甚至邁不開腿，用不上勁，有時還會出現尿失禁、子宮下垂、子宮脫位等讓人痛苦的症狀。

　　所以產婦應該儘量減輕腰部負擔：多備些柔軟靠墊，墊在膕窩；睡眠取左側臥位、雙腿屈曲；禁穿高跟鞋；避免經常彎腰，可以準備一個觸手可及的檯子，盛放寶寶尿布、紙尿褲、爽身粉、嬰兒油及其他常用物品；廚房架子放在合適高度，便於拿取哺乳用具；嬰兒車、嬰兒床都要調整到合適的高度，避免抱、放寶寶時頻繁彎腰；清理房間地板時選用長柄掃帚、拖把。

　　其次孕婦在產後也要注意適當活動，產後第一天應保證充足的睡眠和休息，剖腹產的產婦在24小時後就可以起床做輕微的活動，這有利於加速血液循環，促進腸道蠕動，使大小便通暢。產後10天開始，新手媽媽們應當在醫師的指導下做加強腰肌和腹肌的運動，增強腰椎的穩定性，比如手扶桌邊或床邊，兩腳併攏做下蹲、站立運動，每天2遍，每遍5～10次。注意動作幅度不可太大。

此外在多年的臨床中發現，女性在懷孕到一定的週數後，受體內激素的影響，骨盆的關節處於輕微分離狀態，以增大盆腔的容量，便於以後分娩，產後骨盆開始慢慢地收緊。在此期間，如果骨盆位置不正，就會形成骨盆畸形，隨之會對脊椎產生影響，有的甚至會形成脊椎側彎、旋轉等情況，對脊神經、周圍神經、自主神經等諸多神經產生壓迫。脊椎是人體除大腦以外的調節支配中樞。受壓迫後，神經所支配的相應組織器官就會出現功能性障礙。臨床中輔助檢查很難發現具參考價值的陽性指標。既然本病是骨盆移位造成的，那麼臨床上針藥效果不佳，就不足為奇了。

　　在治療上，預防勝過治療。一般在分娩後10天（順產）就要求產婦下床運動，有意識地誘導骨盆進入最佳的複位狀態。姿勢要採取中立位和平衡的姿勢，如果姿勢不平衡，骨盆就會畸形收縮，時間一久，就很難治療。所以如果錯過了預防的時間段，治療上宜越早越好。治療骨盆關節的錯位，只需辨清關節移位的方向，相應複位即可，複位後還需平衡運動鍛鍊一段時間，以鞏固正確位置。

摔到屁股傷尾骨

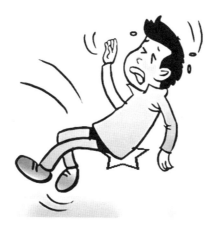

摔到屁股傷尾骨

　　患者小文自述病情的時候一直支支吾吾的，覺得很不好意思。經過開導，她終於說是兩年前的一個晚上下樓梯不慎摔倒，屁股剛好摔在樓梯台階的角上，當時感覺很痛，檢查後才發現是尾骨骨裂，診所的醫師很不以為然地說這一塊沒太大用處，回去用點活血化瘀的藥物就行了。過了一段時間她確實感覺不疼了，但是現在一遇上冷天或下雨，尾骨的部位就又會疼痛得厲害，有時左腳也會疼痛，更糟糕的是接下來的四五年，她相繼出現頭痛、失眠、抑鬱、記憶力下降、食欲不振，體重驟降了5公斤，看病、體檢多次也未查出原因。我瞭解到是尾椎損傷的問題後，對她進行了三次脊椎矯正調理，困擾她多年的諸多毛病便一掃而空。

　　那麼，尾骨到底有沒有用呢？

尾骨與健康的關係

　　尾骨是人類進化後的「尾巴」所殘留的部分，外形是三角形，由後面的3～5塊尾椎接合而成，與上面的薦骨形成關節。它是脊椎中最不發達的部分，代表尾巴的退化器官。

　　然而，尾骨表面上看很不起眼，但內藏玄機。從神經解剖學來說，尾骨前面有尾神經節的貼附，當尾骨急慢性損傷刺激了尾神經節，會反射性引起內臟功能的紊亂。以中醫經絡學說解釋，尾閭骨端下有督脈起點穴——長強穴。督脈為陽經之海，若其源頭損傷受阻，則會出現陰陽失調，雜病叢生。尾椎骨損傷後逐漸出現的症狀通常有：頭暈目眩，心煩胸悶，下腰部酸困，慢性腹泄，眼睛乾澀，眼袋突起，臉色蒼黃，中午昏昏欲睡而不能入睡，額部皺紋增多，臉上長黃褐斑。

　　尾骨的其他作用還有，在我們打噴嚏、咳嗽、嘔吐、排尿、提舉重物、向前彎腰的時候，尾骨的肌肉會協助提升腹腔內的壓力，使這些動作順利進行。

摔傷尾骨怎麼辦

　　導致尾椎創傷的原因主要有兩大類。

　　第一種是生育。女性生孩子的時候，尾骨會被擠到骨盆後面去一點，因為用力不當，或者胎位不正，可能就把它擠壞或擠歪。因此有些女性在生產之後出現腰疼、尾椎疼，有必要檢查一下是不是由尾椎問題引起的。

　　另一種是外傷。常見的外傷是跌傷，就是不小心一屁股跌在地上的「四腳朝天」：臀部最先著地，受力最猛，極容易傷到尾骨。

　　尾骨損傷一般情況下不需要特殊治療，只要注意坐姿及睡姿就可以了。不要側坐，坐軟臥墊。睡覺也是，以側睡為主。局部可以敷一點藥膏。疼痛明顯時也可以

服用消炎止痛藥。

　　尾椎軟組織損傷、輕微骨裂縫，可直接用中藥接骨散外敷治療。局部給藥，能快速滲透到損傷的部位，止痛消腫，活血化瘀，接骨續筋，達到治療目的，而且安全可靠。

　　尾骨骨折嚴重錯位、脫位，不妨試一試下面這個方法。醫者須戴無菌手套，經肛門複位，效果非常好。醫者一手固定患者薦部，另一手食指伸入患者肛門內，拇指抵在患者骨折部，當食指摸清向前移位的遠端段時，用力向後推頂，即可複位。複位後，用接骨散外敷治療以預防後遺症的發生。

　　此外，尾骨損傷還有另外一些不太常見的原因，比如由於人們長時間看電視時，始終保持一個姿勢，會出現不同程度的尾骨部疼痛症狀，有時向臀部和大腿放射，俗稱電視尾骨病。因此，看電視時，要注意適當活動腰部，不要始終保持一種姿勢，才能預防電視尾骨病。

第七章

脊椎養護：生活起居篇

正確走路這樣做

行、立、坐、臥是我們日常四大基本姿勢，其中，「行」是每天動作次數最多、運動量積累最大的動作。所以，脊椎積累性的運動損傷，主要來自於行走的不正確動作。

在一次做電視節目時，主持人一直在向我抱怨自己的腿長得不漂亮，說別人譏笑她是「大象腿」。於是，我幫她做了一個檢測，發現她的站姿和走路的姿勢都有問題，尤其是為了優雅踮著腳走路的姿勢是她變成「大象腿」的主要原因。

有些女孩子喜歡踮著腳尖走，腳尖過於用力，會使膝蓋因為腳尖用力的關係而加力於小腿，而導致「大象腿」。還有的女孩子喜歡跳著走，比如有些人因為怕地上的髒水弄髒鞋子或褲子，會習慣踢著走。跳著走的時候身體會向前傾，走路時只要腳尖跳到地面，然後膝蓋就一彎，腳跟就往上一提。所以，走路的時候腰部很少出力，很像走小碎步一般。如果你有跳著走的習慣，最好小心，因為這個步姿會令整個腿部變胖。

不良的走路姿勢

其實在現實生活中還有很多不良的走路姿勢，一起來看一下吧。

長期坐在辦公室，不常走路的人喜歡用含著胸頭往前探的姿勢走路，整個重心落在腳後跟上，這種人的典型特點就是經常腰痛，大腿一直很粗減不下來，長時間還會形成足跟痛。

有些人走路跟走在不平的路上一樣，一腳深一腳淺，似乎兩條腿不一樣長，其

實是因為骨盆發生了傾斜，導致兩側的肌肉不均衡，長時間走路會出現單側腰痛，所以這一類患者儘量避免單側提重物。

有些人是骨盆發生了旋移，所以走路姿勢很怪異，不是向前而是斜著，長時間會引起腰痛、膝蓋疼痛，兩側肢體力量不平衡，一腿粗一腿細，一邊屁股大一邊屁股小。坐的時候喜歡蹺二郎腿，不這樣做就覺得很不舒服。

還有些女孩子喜歡故意模仿日劇中的清純女生，內八字走路，長久維持內八字走法，會造成「O」形腿。外八字走法會使膝蓋向外，不但失掉了氣質，連腿形也會變醜，甚至產生「X」形腿。

走在大街上還不難發現，許多人走路習慣於鬆弛狀態，使脊椎、頸椎無端受累，這都是不正確的走姿。

正確的走路姿勢

正確的走姿應該是這樣的：放鬆肩膀，並隨身體擺動；站得筆直，胸部微微挺起，同時背部要直；以手肘為軸彎曲手臂至90°，並與腿一起擺動，這種姿勢可以平衡我們的身體；縮下巴，使脖子處在一種自然的位置上，這有助於支撐頭部並可以預防脖子疼痛；檢查臀部是否保持水平，膝蓋朝向前方，骨盆收攏於軀幹的下方；檢查腳步是否均衡用力；挺直，不要讓頭偏向一邊；肩膀不能垮下來；不能腳趾先著地，應先讓腳後跟

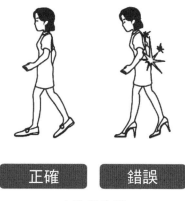

正確　　　　錯誤

走路的姿勢

著地，然後感受腳的壓力，進而腳趾落地。行走時牢記站立的要點，雙手微微向身後甩。雙腿夾緊，雙腳儘量走在一條直線上。

正確的走姿應在正確的站姿的基礎上進行。頭一個月最難堅持，如果你能堅持

練習三個月，正確的站姿、走姿將使你的脊椎終生受益。

　　儘量不要透過爬樓梯來鍛鍊身體，需要爬樓梯的時候，也要保持正確的站立姿勢。上半身保持垂直，目視前方；千萬不要看著腳下的階梯，導致身體重心向前傾。抬膝時，應讓自己的雙腳平穩踏實地踩在階梯上，利用大腿的力量將身體向上送。

 ## 走路也需要訓練

　　走路也是需要訓練的，下面我們來進行一些訓練。

1. 學會用心感受自己的運動工具

　　（1）單腿閉目站立訓練法：在其他章節有專門闡述，此處不再贅述。

　　（2）閉目前行：畫兩條線，訓練兩腳腳尖朝前向前走，等到熟練後學會閉目前行，注意要大關節帶動小關節。

2. 強化牽拉走路需要的肌肉和韌帶

　　（1）強化腹橫肌：起始位置是屈膝膝蓋貼近胸，然後慢慢伸腿，維持腰椎始終貼地，控制不了時把腿收回來，共30次，可以分5～6組完成。這個動作是走路和跑步的基礎，可以維持軀幹穩定。

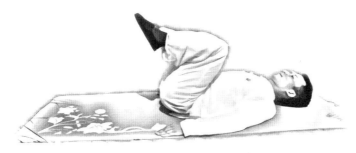

強化腹橫肌

（2）牽拉髂腰肌：本動作伸展的是包含髂腰肌在內的肌肉筋膜鏈，右圖是拉左側：左腳向左側翻，左側腹部、臀部用力收緊，左臂順著軀幹向上延伸，左手外旋掌心向後或向左，保持抬頭、抬下巴。每側3組，每組維持30秒。

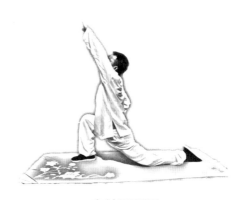

牽拉髂腰肌

（3）矯正骨盆旋轉：本動作可以用來糾正骨盆過度旋轉，伸展的是包括髂脛束和腹斜肌在內的螺旋鏈。每側3組，每組維持30秒。

（4）矯正長短腿：多練習此動作，特別是加強感覺比較緊張一側的鍛鍊。每個動作3組，每組維持6～9次深呼吸。

注意，上面幾個動作都同樣適用於走路、跑步或者絕大部分需要足部支撐的動作。勤加練習，就能預防骨盆所產生的隱患。

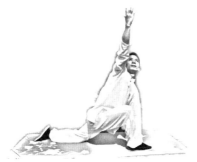

矯正骨盆旋轉

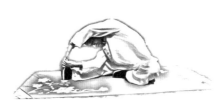

矯正長短腿

好站姿，好氣質，好健康

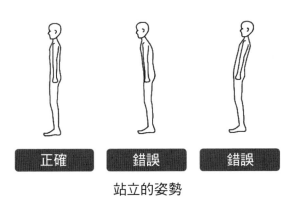

站立的姿勢

錯誤的站姿

（1）正面看高低肩，高低髖（出現長短腿），足內外翻，重心不是落在兩腳之間，而是過多偏向一條腿。

（2）側面看：頭前傾，駝背，膝蓋超伸，非常像頸部前伸的長頸鹿。當肩、髖與踝等3個關節側面的最突出處位於同一垂直連線上，耳朵卻落在此連線的前側時，這個姿勢在醫學上被稱為上交叉綜合症。一段時間之後，不僅脖子前側、兩旁與頸部後側的肌肉會非常酸痛、緊繃，也會不自覺聳肩，而間接增加頸椎與胸椎的壓力。因此，相當容易有頸部肌肉僵硬、手臂發麻無力的現象。

（3）站立時腹部前凸，多屬現代醫學常常稱呼的下交叉綜合症。如果肩關節落在髖與踝連線的後方、頭頸部略為前傾，就屬腹部前凸的長頸鹿型。此類型站姿的

人除了頸部肌肉常僵硬、酸痛外，更會覺得腰部後方受到擠壓。

　　這些錯誤姿勢都會導致疼痛、臟腑不適、運動損傷等，甚至引發心理健康問題。

檢查你的站姿

　　檢查的方法很簡單，先以自己最習慣的方式站立，再請家人或朋友協助拍照，正面一張，側面一張。我們可以在正面照片上，從胸骨拉一條直線延伸至頭部到足部。這條線是否將你平均的一分為二？是否頭部偏向一邊，或是臀部偏向某側呢？在側面照片上同樣地畫一條垂直線，檢查肩部、髖關節與踝關節的相對位置，看看自己的耳朵有沒有在肩部與髖部的連線上，站立時有沒有駝背、腹部前凸的不良姿勢。

正確的站姿

　　（1）基本姿態正面觀：從正面看，會有5條線，即雙耳連線、雙肩最高點連線、雙側髂前上棘連線、雙膝連線、雙踝連線都與地面平行。站樁裡經常説的「雙目平視，下頜微收，含胸拔背，墜肘沉肩」等，就是在描述人體的基本站態。傳統武術講拳架不能丟，架子指的也是這個身體姿態。

　　（2）基本姿態側面觀：耳垂、肩峰、股骨大轉子、膝蓋外側、足底後1/3連線與地面垂直。如果有偏離，就是脊椎出現了問題。

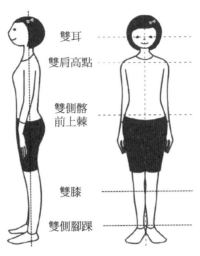

雙耳
雙肩高點
雙側髂
前上棘
雙膝
雙側腳踝

正確的站姿

 注意日常生活中的姿態

這部分其實比練習本身更重要，因為實際訓練效果要保持下去貴在日常的自我監督。站姿需要注意幾點：

（1）重心不能左右偏移，始終在雙腳之間。

（2）重心不能前後偏移，始終落在腳的後1/3。

（3）足趾要有意識抓地，讓足弓稍微頂起來，但是不能出現明顯動作。

（4）膝蓋和腳尖的方向始終一致，膝蓋不能伸過直也不能左右偏移。

（5）臀部和腰腹要有意識收縮，讓重心儘量高，但是不能出現明顯收縮動作，否則會影響呼吸。

（6）肩要保持下沉向後稍微收回，有意識讓鎖骨向兩端延伸，讓胸腔打開。

（7）下巴稍微回收，保持頭落在肩的正上方，不要過度前傾。

你可以每天花10分鐘站在鏡子前練習這幾點，也可以在走路的時候注意這些問題，三個星期之後，你會意識到有些部分不需要特別注意就會維持端正了。

保護腰部，改善坐姿

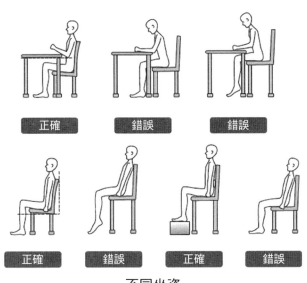

不同坐姿

　　人們在生活中可能都會有這樣的體會：下毛毛雨時，不會去躲雨或撐雨傘，卻在不知不覺中發現全身衣服已經濕透；下大雨時，則會自然地想到躲雨或撐雨傘，反而不會被雨淋。這只是日常的一個普通現象，卻足以形象的比喻我們對脊椎的使用──經常採取不正確的姿勢，當時沒什麼感覺，但長此以往就會對脊椎造成致命的影響。「坐」是人體主要的運動方式之一，如吃飯、看電視、看報紙等都是以坐姿為主；在工作中，多數人也都是以坐姿為主。所以如何坐就是值得我們深究的問題。

　　我們的先人在很早以前就注意到坐姿對人的脊椎健康有很大的影響，比如

説要「坐如鐘」，就是指將臀部作為身體的基底座，臀部以上就成為一座整體的「鐘」。但生活中仔細觀察，你會發現每個人的坐姿動作都不一樣，因而對脊椎的使用情況也是不一樣的。有的人坐得筆直，有的人坐得歪歪扭扭，有的人坐得鬆鬆垮垮，還有的人不蹺著二郎腿就坐不住。

俗話説「站有站相、坐有坐相」。好姿勢帶來最直接的好處，就是讓你更有氣質：筆挺站立，你會顯得更苗條、高挑；肩膀挺直坐著的人，看上去放鬆而且充滿自信，癱坐在椅子上的人看起來懶散、冷淡、有距離感。好姿勢還可以提升骨骼健康。不良的坐姿會將多餘的壓力都集中在脖子和脊椎上，時間久了，可能產生輕微的背部疼痛；不良的走姿、跑姿還容易使關節磨損，脊椎也會因此受到來自四面八方的「壞壓力」，從而壓迫神經和血管。好姿勢還能讓內臟「鬆口氣」。不論坐、站立，還是睡覺時，只要姿勢正確，內臟就能舒服地在體內「安家」。比如説，挺直肩膀站立時，胃部自然放鬆，能夠減少腹痛。相反，如果彎腰駝背，脊椎就會扭曲，擠壓到內臟。

少林寺養生非常重視姿勢的調整，認為不良的姿勢是造成身體損傷的很重要因素。因此有站如松、坐如鐘、臥如弓、行如風的四威儀，是每一個僧人修行當中的必然操守。下面講講如何正確地坐。

正確的坐姿

正確的坐姿依次是下巴和頭收回，兩側肩胛骨向後收縮，上臂稍微外旋讓胸打開，同時肩胛骨下沉儘量讓鎖骨拉平成一條直線。脊椎拉直讓上半身重心落坐骨上，腰腹保持一定程度的收緊來維持脊椎正直的姿勢。腳落膝蓋正前方，雙腳、雙膝都朝向正前方。

坐下的姿勢：坐下的動作要緩慢穩定。坐下的時候腹部與背部的肌肉也要稍微用力，讓自己處於挺胸、腰背部略為挺直的平衡放鬆狀態。不要一開始坐下就過度

用力挺直背部，否則10分鐘以後，就會因為疲勞而變成一個全身癱軟、無精打采的坐姿。

起身的姿勢：從椅子上起身站立時，不應運用腰背部的力量來擺蕩、晃動身體以增加往上撐的力量；應先將臀部挪到椅子邊緣，使身體軀幹略為前傾，然後手撐在扶手、座椅或桌子上，大腿用力，將上半身撐起。

如果你有決心改正不良坐姿，那就從每晚看電視時做起，時時提醒自己，將雙手置於雙腿上，手掌心向上，這樣使雙肩外展、下垂，可以糾正不良習慣。同時，還要注意「拔頸收頜」，盡可能地使下巴朝頸部收，有頸部往上拔的感覺。有頸椎、腰椎毛病的人最好不要坐沙發，或坐沙發時間不宜太久。可以選擇有靠背的木製椅子，上面加個海綿墊。坐的時候，應該將臀部儘量貼近椅背，收腹，保持腰背部挺直。

長期用電腦，應該怎樣坐

對於訊息化社會的現在，我們越來越依賴電腦，很難想像如果沒有電腦的日常生活和工作。因此對於長期坐在電腦前的人來說，保持合理正確的坐姿就非常重要。

（1）在電腦前工作會採取坐姿，這就意味著肌肉在工作時沒有得到鍛鍊，最容易讓頸部和背部受到損傷。辦公桌椅很重要，椅面太柔軟、坐著時會使臀部有下陷感覺的椅子，其實是不合格的；椅面稍硬、高度與膝蓋至地面等長，而且當深坐到椅子最裡側時，腳底板能確實地踏在地面上，這才是坐椅最佳的高度。至於椅背方面，其向後傾斜的夾角在110°～120°最適當，這樣才可以確實地撐住背脊彎曲的部分。座椅如果附有扶手更好，不過為了讓上半身能較為貼近桌子工作，最好選擇扶手較短的椅子。桌子的高度，最好是坐高的1/3左右加上座椅高度。如果因為座椅太高而導致腳掌無法踏到地面，可以在腳下墊個踏板，以彌補自身高度不足。

即使桌椅高度完全合乎標準，長時間維持同一個工作姿勢也是不好的。最好每40分鐘起身一次，活動活動筋骨，再繼續投入工作。

　　（2）如果螢幕稍微偏左，就會使得左邊的頸部肌肉緊繃，而右邊的肌肉得到伸展，這種失衡會導致頭部右偏，反之亦然。所以，電腦螢幕必須依正中線放置。換句話說，必須直接放在鍵盤的後邊，因為鍵盤的中線肯定和螢幕以及人身體的中線是一致的。

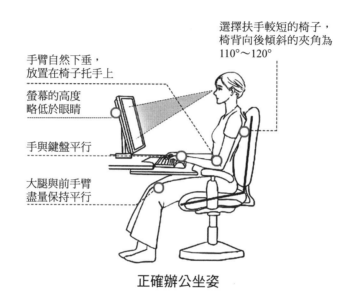

正確辦公坐姿

　　（3）還有一點很重要，螢幕不能安裝得過高或過低。螢幕上的高度必須與你的眼睛保持在同一水平面。如果必須頻繁地看鍵盤或桌上的文件，螢幕的高度就應該再調低點。

　　要檢測螢幕是否安裝得恰當，你只需要做一個簡單的測試。首先，記住螢幕上你要經常看的那一點，然後閉上眼睛。慢慢地做幾次頭部上下運動。當頭部運動到你感覺舒服的位置時，停住不動，睜開眼睛。如果螢幕安裝得合適，你的眼睛就剛好定格在之前你記下的那一點上。

　　（4）通常在工作的時候你必須頻繁地先看螢幕，再看鍵盤，然後又回到螢幕

上，如此反反覆覆，一天下來，你會感覺頸部疼得厲害。為了避免發生這種情況，鍵盤放置的角度應是前高後低。而且，鍵盤必須低於使用者的肘部，使肘部折疊角度必須有90°或稍大。手、手腕及肘部應保持在一條直線上，任何一點都不該彎曲。

（5）大腿應儘量保持與前手臂平行的姿勢；腳應能夠輕鬆平放在地板或腳墊上；如果椅子本身沒有護背曲線，請你馬上去買一個護背墊。

 ## 盤腿不一定是好姿勢

這些年周圍很多人受各種影響愛上了盤腿這個坐姿，有些可能是受到佛教信仰影響，有些則是受到日韓劇的影響，不但睡起了榻榻米，還習慣了回家盤腿坐。我有一個老朋友就把自己家的窗台變成了茶台，下班後優哉遊哉地沏上一壺功夫茶，一坐就是一兩個小時，腸胃舒服了，脊椎卻受損了。這不幾個月不到，腰肌勞損復發又到醫院來治療了。下面就來聊聊盤腿坐。

就腰椎的形狀來說，盤腿而坐其實與坐沙發一樣會讓腰部向後彎曲，所以算是較容易讓人感到疲勞的坐法。至於雙腿跪坐會使腰部稍稍向前傾，上半身則向上伸直，比起盤腿坐更接近自然的姿勢，所以是一種比較好的坐姿。不過無論如何，長時間維持同樣的姿勢都是腰痛的主要原因，所以無論是盤腿而坐或是雙腿跪坐，都應該在臀部下鋪上坐墊，並且偶爾要變換一下坐姿，才能減輕腰部的負擔。此外，斜坐或是坐時蹺腳都會使骨盆處於傾斜狀態，因此都不算是好的坐姿。

 ## 選擇合適的桌椅很重要

選擇合適的桌椅有助於保持良好坐姿。

（1）選擇一張有椅背、讓腰部不懸空、坐墊深度適當的椅子。

椅子的高度：使自己的大腿與地面平行，膝蓋彎曲約90°，雙腳可以平穩地踩在地板上或腳墊上才算是適合的椅子高度，這樣的高度可以增加身體的穩定性，減少軀幹的用力。

椅背的高度：椅背對背部有支撐作用，適當的椅背高度約在肩膀下方，並應符合人體脊椎曲線的弧度稍微往後傾斜以保持脊椎的曲線。如果椅背沒有適當的弧度讓背部完全平貼，可以在腰部放一個靠墊，填補腰部的空隙並給予支撐。

椅面的深度：盡可能坐滿整個椅面，適當的椅面深度可以讓臀部自然靠貼在椅背，雙腳輕鬆平踩在地板上，身體可以自然貼近椅背。椅面太深時，會變成軍隊中士兵坐板凳前1/2或1/3的坐法，背部無法自然靠在椅背上；若要靠在椅背上，身體則會過度後仰，這兩種姿勢都容易引起肌肉的過度用力與疲勞。

（2）座椅與桌子的高度要匹配，桌子的高度要符合個人不彎腰低頭的需求，椅子則應儘量靠近桌子。調整桌椅高度4要點：

大腿平行——大腿與地面平行，膝蓋彎曲約90°，身體與大腿夾角90°，雙腳平穩踩在地板上。

不彎腰——軀幹保持在臀部上方，避免前傾與後仰的姿勢。

不低頭——頭部、頸部與軀幹保持在同一垂直線上。避免頭部落在軀幹的前側。找支撐——利用椅背及腰墊支撐背部。

（3）保持頭部、頸部在同一垂直線上，並時時提醒自己15～20分鐘就要略微活動或變換姿勢，避免同一姿勢太久而累積過多的壓力。也就是說，即使是適當的放鬆坐姿，長時間下來，背部肌肉仍會有疲勞產生，所以要選擇良好的座椅，利用椅背提供依靠，讓長時間承受壓力的背部得到支撐，並分擔肌肉的力量。

另外，儘量不要癱坐在沙發上，因為肌肉在沒有出力的狀況下，全身的壓力將會由關節與骨骼承受。坐沙發時，腹部與背部的肌肉也要略微用力，也可以在腰部凹陷處放一個腰墊或抱枕來加強對腰部的支撐。

為了有好的坐姿，訓練需從一點一滴「坐」起：訓練餐桌前的坐、電腦前的坐、電影院的坐、看電視的坐、搭公車的坐、搭飛機的坐、搭船的坐、公園的

坐⋯⋯習慣成自然，優雅的坐姿就是這樣塑造而成的。

坐著和站著，哪種工作姿勢對腰部造成的負擔大

「坐著工作對腰部造成的負擔應該比站立工作來得少！」一般人容易有這樣的誤解，其實不然。坐著時對腰部造成的負擔，其實比站立時多出40%。

許多人因為上述錯誤的觀念，長時間坐在辦公桌前面對電腦工作，而且姿勢幾乎沒什麼變動。肌肉一旦長時間維持同一個姿勢不變，就會導致血液循環不佳而變得僵硬，所以只要長時間坐在辦公桌前工作，就會造成頸部及肩部酸痛，還可能引出腰痛的毛病。

多數的上班族都是屬坐式辦公，不僅每天坐在辦公桌前埋頭苦幹，還聳著肩看電腦，側著頭聽電話，又彎著腰處理文件，這樣一整天下來背部肌肉被拉得長長的，導致肌肉彈性疲乏，酸脹不已。其實，不當的坐姿比不當的站姿、睡姿更不利於脊椎的健康。

有研究指出：

輕鬆站立時，腰椎所承受的壓力就是自己體重的重量。

平躺時，腰椎只承受1/3體重的重量。

正坐且不靠背時，腰椎的壓力約為2倍的體重。

坐著且身體向前傾斜20°時，因為腹肌不需用力，使背部肌肉必須像是拉緊的弓弦，用力拉著整個上半身，然而這樣的姿勢對於腰椎與背部肌肉的壓力，高達3倍體重之多。

到這裡你還認為坐著比站著對腰好嗎？

哪種睡姿適合你

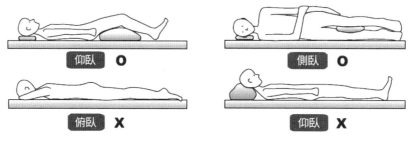

不同睡姿

　　中醫養生曾經講過「飲食有節，起居有常，不妄勞作」，只有做到「和於陰陽，調於四時」，才能「終其天年，度百歲乃去」！

　　戰國時名醫文摯對齊威王說：養生之道把睡眠放在頭等位置，人和動物只有睡眠才能生長，睡眠幫助脾胃消化食物。所以睡眠是養生的第一大補，人一個晚上不睡覺，對身體的傷害，一百天也難以恢復。

　　老百姓也常講：「藥補不如食補，食補不如覺補。」意思是人要順應自然的規律，跟著太陽走，即天醒我醒，天睡我睡，養成早睡早起的生活習慣，不要跟太陽作對。

　　現代醫學也認為好的睡眠對於脊椎的養護意義非凡。美國加州洛杉磯運動與脊椎研究中心的整形外科醫師胡曼·梅拉米德博士說：「有80%的人在某個階段會受到後背疼痛的困擾，睡覺姿勢常常引起或加重了他們的後背疼痛問題。」這就表明，睡眠姿勢不當會引起後背和脖頸疼痛、胃病等。

　　從上述我就看出自古到今關注健康的人們非常重視睡眠，接下來就聊一聊睡眠

姿勢。

　　現在大家公認的正確的睡覺姿勢應該是向右側臥，微曲雙腿。讓心臟處於高位，不受壓迫；肝臟處於低位，供血較好，有利新陳代謝；胃內食物借重力作用，朝十二指腸推進，可促進消化吸收。同時，全身處於放鬆狀態，呼吸勻和，心跳減慢，大腦、心、肺、胃腸、肌肉、骨骼得到充分的休息和營養供給。當然，對於一個健康人來説，大可不必過分拘泥自己的睡眠姿勢，因為一夜之間，人往往不能保持一個固定的姿勢睡到天明，絕大多數的人是在不斷變換著睡覺的姿勢，這樣更有利於解除疲勞。

　　然而，在睡覺姿勢的選擇上，我們的老祖宗是很講究的，一直有「側龍臥虎仰攤屍」之説。所以我們一般將睡姿分為仰臥、側臥和俯臥三種。

仰臥

　　即「仰攤屍」，也就是人仰面朝天躺在床上，無拘無束，這種睡姿是最健康、最自然的睡姿，也是最舒服、最能睡得「死去活來」的睡姿。當人仰臥時，後背部的督脈和膀胱經緊密接觸於床面，使其所支撐和懸掛的五臟六腑處在一種很平靜自然的狀態，這樣氣血就能通過人體經脈周流全身。同時仰臥也能很好地支撐頭頸部和背部，所以是很好的睡姿。仰臥睡的時候，可以在雙下肢下方墊一軟枕，以使雙髖及雙膝呈屈曲狀。這種體位的臥姿可以使全身的肌肉放鬆，並使腰椎間隙壓力明顯降低，減輕椎間盤後突，降低髂腰部肌肉及坐骨神經的張力。這種臥姿對患有腰椎間盤突出症或伴有坐骨神經痛症狀的其他下腰部疼痛的人最為適合，但是不適合有哮喘和睡覺打鼾的人。

側臥

　　即「側龍」，也叫側身睡，是很多人通常採取的睡姿，在仰臥時很容易轉為側臥。因為肝經在人體兩側，側臥的時候，不管是左側臥還是右側臥，都能養肝氣。人一側臥，血自然就歸到肝經裡去了，「肝主藏血」，血一歸到肝經就能安靜入睡了。側臥時需確保枕頭能給肩膀足夠的支撐，如果枕頭過低，頭部會向下傾斜；枕頭過高，頭部會很不舒適地被拉伸；過高和過低的枕頭都是非常不適的。根據每個人的肩膀寬度不同，側臥時女性枕頭高度在7～12公分，男性枕頭高度在11～14公分，這樣才能填補肩部以上的空隙，讓頭頸部得到完美支撐。側臥位時將雙髖雙膝關節屈曲起來，就是古人說「臥如弓」，如果在兩腿之間夾一個小枕頭會更好，它可以有效消除腰部的後伸，減少腰痛的發生。側臥有利於你身體的全面健康——能緩解打鼾症狀，也有拉長脊椎的效果。但如果你是孕婦，向左側臥再適合不過了，這是讓血液流暢的最理想睡姿。

　　不正確的側臥姿勢：側臥睡的同時把膝蓋抬向胸部，即胎兒式。胎兒式看似舒服，但會導致脖頸和後背疼痛，出現皺紋和胸部鬆弛下垂。胎兒式還會導致後背和關節扭曲變形，特別是當睡覺者把膝蓋和下顎過分塞近胸部時。

 俯臥

　　即「臥虎」，也叫趴著睡，睡姿如老虎俯臥。傳統認為龍是肝，肝主血；虎是肺，肺主氣，強調趴著睡能養肺氣，可以增強肺臟機能。但對於頸椎病患者或有頸背部不適者來說俯臥是一種最差的睡姿，這種睡姿不僅對頸椎和腰背部造成過多的壓力，也會對胃部的肌肉產生壓力，正所謂「胃不和則臥不安」。俯臥時會導致頭頸部長時間轉向側面（以便能夠呼吸），致使頸椎胸鎖乳突肌、斜方肌和肩胛提肌長時間處於高度緊張的狀態，這是引起落枕的主要原因之一。但是這種姿勢並不是

一無是處，至少它可以有效地減少打鼾。如果你長期被打鼾所困擾，那選擇俯臥姿勢可能對緩解這一症狀會有幫助，因為面部朝下會讓呼吸道打得更開。當然，如果能買一個有開口的按摩床，趴著睡覺也未嘗不可。

　　許多人通常是在開始睡覺時保持一種睡姿，但在半夜會轉變為其他睡姿。其實最佳的睡姿是讓你感到最舒服的睡姿。如果仰臥使得你打鼾更加嚴重，那麼不妨採取側臥的姿勢；當然如果你有俯臥的習慣但又想避免俯臥，可在你身體的側面放上枕頭以防俯臥。

　　睡覺是人體自我修復的過程，所以一定要找到最合適、最舒適的睡姿來達到最佳的睡眠質量，同時還能保持我們的頸腰椎脊椎系統處於最佳狀態。

睡硬板床對身體比較好嗎

記得剛剛畢業到醫院實習的時候，經常聽到指導老師跟腰椎間盤突出的患者交代回家練小燕飛、睡硬板床，聽得多了就像聖旨一樣印在自己的腦海中。當自己成了醫師以後，依樣畫葫蘆，也會對腰椎間盤突出的患者囑咐回家練小燕飛、睡硬板床。似乎這樣才會顯得自己高人一等。其實睡硬板床是什麼感覺、小燕飛應該怎麼練，我都沒有好好的揣摩過、實踐過。

直到有一天一位患者很不情願地對我說：醫師，你說回去讓我睡硬板床，我也覺得睡硬板床好，特別是對患有腰椎間盤突出症的人來說。可是我為什麼一睡硬板床，腰痛得就更厲害了呢？那一瞬間，讓我忽然對自己下的醫囑產生了懷疑，是不是睡硬板床對人的身體真的很好？經過深入研究和實踐，終於發現我犯了經驗主義的錯誤。

人的脊椎呈S形，床太硬就不能維持脊椎的正常曲線，腰部得不到支撐，起床後會腰酸背痛。所以，常常有人說一覺醒來，骨頭如同散架一般。醫師說要睡硬板床，患者就理解為直接睡在硬板上了，其實我們應該告知患者醫學上講的「硬板床」，是指在硬板床上還要鋪一層墊褥。鋪設的墊褥也有要求，太薄也不行，要保證褥子壓下去以後，身體和床板還有5公分的隔層，所以墊褥的厚度大約為10公分。

適宜床鋪的標準

（1）適宜床鋪是能夠讓自己在任何姿勢下，脊椎都能夠保持相對的平直舒展，如在側臥時，能讓脊椎保持水平；在仰臥時，保持腰椎正常的生理前凸。

（2）床鋪宜寬大，長度至少比就寢者長20～30公分，寬度至少比就寢者寬30～40公分。

（3）對於孕婦、嬰兒、老人、腰部有疾病的患者等更應該刻意選擇舒適的睡床，確保軟硬適中。

對於腰椎間盤突出患者和正在發育的孩子來說，睡鋪褥子的硬板床和比較硬的彈簧床都是可以的，但不是所有人都能睡硬板床。比如，駝背的病人就需要睡軟一點的床，否則身體會非常難受。

正常人不宜睡過於柔軟的床。這是由於人一天24個小時，有1/3的時間在睡覺，合適硬度的床對身體的姿勢能產生調節作用。如果床過於柔軟，就相當於身體長時間被動「浸」在床墊裡，人體體重的壓迫會使床中間低、四周高，進而影響腰椎正常的生理屈度，造成腰部肌肉和韌帶的收縮、緊張，增加脊椎周圍韌帶和椎間負荷，容易引起腰痛，嚴重者甚至導致椎間盤突出等病症，此外肌肉得不到放鬆，胸腹內臟易受壓迫，人也得不到充分的休息。

可見，過硬的床鋪和過軟的床鋪對於人體而言都是不適合的，長期使用都不利於保障充足的睡眠和身體的健康。

睡適宜床鋪的好處

（1）保持脊椎的正直和正常的生理弧度，使勞累一天的脊椎徹底放鬆下來，為第二天精神飽滿的工作學習充電。

（2）改善睡眠質量，有效消除白天忙碌一天所形成的疲勞，使人第二天精神煥發，煥然一新。

（3）睡眠的好壞與人體免疫力有直接的關係，睡在舒適的床鋪上能夠有效地提高人體免疫力，形成強大的抵抗疾病的能力。

因此，為了脊椎，為了健康，為了生活，讓我們選擇一款合適的睡床吧。

做家事不忘脊椎養護

當我提到煮飯也要講究脊椎養護的時候，很多人會覺得大驚小怪，這樣小的事怎麼會對脊椎有損傷呢？其實在臨床當中發現，很多腰酸背痛還真跟煮飯大有關聯。俗話說：千里之堤，潰於蟻穴，平時一定要注意小動作才不會造成大損傷。

提菜回家有講究

當買的菜數量比較多的時候，不要貪圖省事全部放在一個袋子中，儘量分開用兩隻手提著，這樣能夠保持脊椎的平衡，不容易使脊椎周圍的肌肉疲勞。當然更科學的是，假如我們慣用右手，當兩手都有物品時，應左手重一些，右手輕一些，雙手負重比例以六比四或七比三、八比二、九比一來變化，達到強化左手的目的。

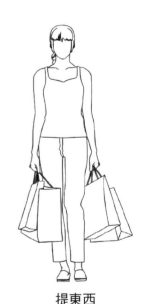

提東西

提菜行走時要注意挺腰直背，胳膊也要伸直。因為要消減大關節負重就要用挺伸法，否則就不可能將負重力延伸出去。

腳步抬起走路，不要拖著腳，這樣不利於力的緩衝；在兩腳交換邁步時，負重也會隨動作消減。

小指也可幫助提菜，這是很多人忽略的。因為增加了小指的合力，原來提菜的幾根手指會立刻感到重量減輕，整隻手也會感覺輕鬆不少，既可減少疲勞，又是對肌肉群組織的一種強度訓練。

洗切、炒菜有講究

洗菜時應雙腳平開站立，且腳尖交替用力。芭蕾舞演員的腿部線條為什麼那麼漂亮？就是因為踮起腳尖時，腳部肌肉，尤其是小腿肌肉能得到很好的鍛鍊。另外，踮起腳尖時，腳弓是一個弧形，力量在弧形面得以最大的分散；同時腰背部也始終是角度大小不斷調整的弧形，這同樣是一個力量分散、延伸的形式。此外，提起腳跟站立也容易提起臀部、腰部，能夠保持脊椎的最佳狀態。

切菜時，桌面要儘量高些，這樣可避免過度低頭。桌面與腰身等高為宜。若桌高不合適，也不要彎腰，而是通過腿部略彎變為馬步、弓箭步來調整。切菜左右腳形成不丁不八步，不丁不八步是武術上的一種搏擊站法，不但站得很穩，而且能夠使用上整體的力量，尤其是脊椎的力量。學會不丁不八步，不但脊椎不會受損傷，還能將煮菜變成練脊椎的一部分。具體做法是兩腳前後站立，約與肩同寬，前腳尖微裡扣，後腳尖外撇30°～45°，前小腿與地面接近垂直，後大腿與地面接近垂直，即「前腳上屈下直，後腳上直下屈」，兩腳的腳掌和腳後跟部位都要貼緊地面，俗稱「四點金落地」。

煮菜正確姿勢是保持腰背部挺直，兩腳同肩寬的同時，讓左手輕輕鬆鬆地動作。很多人通常是右手抓著鍋鏟，左手也不自覺地懸在半空中，跟著白耗力，這種狀態也會對脊椎產生壓迫，從而降低脊椎的耐受性。

刷鍋洗碗有講究

刷鍋、洗碗時應保持丁字步和平開步姿勢交替，注意手指靈活性和兩手的協調性。

在廚房的洗理台前做洗刷工作時，應避免雙腳膝蓋完全伸直。因為當膝蓋完全伸直後，雙手忙著刷鍋洗碗時，很容易靠擺動腰部來出力。正確方式是找一個小凳

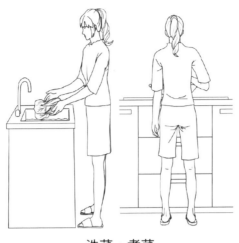

洗菜、煮菜

子讓一隻腳踩在上面；並將清洗中的碗盤拿高，靠近身體，較重的鍋盤則改以平移的方式代替搬移的動作。

我們可以做個簡單的小試驗：將一根僅有火柴粗細的塑膠管折至45°，而另一根完全不折，在兩根管子中放入洗米水，可觀察到前者流速慢，後者流速快，且在相同時間內流量也不一樣。由此可見，若頸部彎曲，進入腦部的血量會減少，時間長了就會感到頭暈、疲勞、打呵欠。另外，頸部彎曲會使頸椎小關節長時間壓力不均衡，而非生理性受力點承受力有限，長久下來，易導致脊椎骨刺的形成。脊椎骨刺形成後又產生新的壓迫源，導致頭部動作功能更加受限，而且疼痛點增多，腦供血更加不足。因為廚房工作無論洗、炒、切都要低頭，而且基本在45°左右。所以，做廚房工作時要交替做抬頭、仰頭的動作，並儘量改換弓步、馬步以調整身高。

總之，從買菜到煮菜，再到清洗收拾，廚房的工作至少需要兩小時，難免疲勞。但如果將動作變成運動，累的感覺就會減輕，疲勞也會很快消失。

日常生活的正確姿勢

　　脊椎的養護要貫徹在日常的生活中，比如我們上床睡覺、早上起床的時候保持什麼樣的姿勢，洗漱的時候採用什麼樣的狀態，這些看起來似乎是微不足道的事情，但是久而久之就會對脊椎產生影響。

　　很多朋友都知道，僵直性脊椎炎的患者是脊椎遭受損傷，這些患者早上起床的典型特徵就是晨僵，早上起床時全身的關節就像生銹一樣，很不靈活，活動後會好轉，說明人體的脊椎狀態在睡眠時和清醒時是會發生變化的，所以我們應該在這些日常活動中懂得講規矩，做好思想和行動上的必要準備。

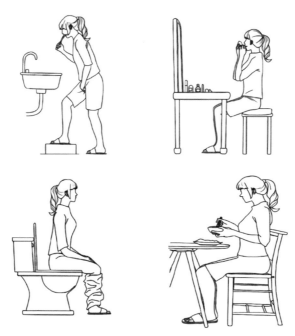

日常生活的正確姿勢

上床、起床的正確動作

我們習慣在床上睡覺，所以床的高低也應該講究。一般來說，床的高度以以下原則為宜：坐在床沿腳不能不著地，也不能腿過度彎曲，最好是大腿小腿保持90°狀態。晚上睡覺前，應該有個正確的上床姿勢，先坐下來，待一會，然後一手扶床，先側身躺下，再把腳抬上床。在膝關節仍然屈曲的狀態下逐漸仰臥平躺，即慢慢側身躺下，再翻身成仰臥狀，以免損傷脊椎。

無論醒來後起床，還是熟睡後需上廁所或因緊急事情起床，都不要一骨碌就爬起來，更不用說有些年輕人用鯉魚打挺的動作起來，這些都是極其危險的，雖然年輕人身體好不會有太大損傷，但是這種不好的習慣堅持下去，一旦身體狀況不佳，或者年齡增長就會成為損傷的誘因。中老年人一定要學會漸進式起床，記住一個關鍵詞就是慢，起床的時候慢可以讓氣血循環慢慢改變，慢慢適應，不至於在由臥姿突然轉成立姿時，氣血循環立馬產生變化，脊椎突然承受更多的壓力，甚至誘發心腦血管疾病，造成危險。因此，中老年人起床的動作要領基本上是三部曲：醒來翻翻身、動動眼；再靠床沿坐起來，踢踢腿；坐穩後再站起來，定定神再開步走。起床時先保持靠近床沿邊的側臥位，再屈曲膝關節，然後用一側肘關節和手支撐床的同時逐漸起上半身，就是雙手撐起身體，勿以腰背部用力。因為經過整晚的休息，背部的肌肉與骨骼尚未活絡，甚至處於反應遲鈍的狀態，因此早晨起床的動作宜緩慢一些。然後雙腳下床，雙手平穩支撐，臀部向後坐，再以雙手用力撐起上半身。這樣子就基本完成從躺到坐的狀態，然後身體前傾，雙手撐床，慢慢站起來，定靜心神以後再準備行走，完成從坐到站的姿勢狀態。

穿衣有講究

最適當的穿褲、穿襪的方式是在床上以躺姿方式完成。即保持背部平貼於床

上，膝蓋彎曲略拉向胸前，將褲子（或襪子）套入向下拉到腰際（或小腿）。待穿著完畢後，再以正確的起床方式起身。千萬不要像很多人的錯誤姿勢，坐在床邊彎腰穿襪子和鞋，這樣子會很危險，臨床上也發生過很多次穿鞋襪跌倒摔傷的現象。穿鞋最好是在下床後彎腰下蹲式或者坐在椅子上再穿好鞋子。

梳洗有講究

　　刷牙洗臉時，不要彎著腰，或是一隻手扶在大腿支撐身體的重量。最好是前後弓箭步（不丁不八步）或一腳踩在小凳子上，讓髖關節可以放鬆，也讓背部保持平直。

　　化妝的時候不要讓身體前傾照梳粧檯或洗手間的大鏡子，而是不管時間長短都要坐在梳粧檯前使用桌上立鏡或掌中鏡。

　　洗澡也同樣有學問。人體中70%以上是水分，而脊椎同樣有著豐富的體液和組織液，以保持脊椎內水與力的均衡。有經驗的人都知道，孩子一定要天天洗澡，洗得好長得快，因為孩子細胞的新陳代謝非常活躍，洗得越乾淨，吸收得也越快。

　　洗澡最好是盆浴，因為全面的刺激對脊椎的生長發育有良好的滋育作用，全身的體表充分與水接觸，通過皮膚與黏膜將老舊廢物洗乾淨後，細胞的通透性更好。水的壓力對肌膚也是理想的按摩，所以洗澡時一般心情都不錯，在浴室裡才會想唱歌。

　　洗澡的過程中因為要塗沐浴乳，所以一定要小心，我曾經接診過的患者就是在塗沐浴乳的時候，單腿站立，一不小心滑倒造成腦震盪，所以大家一定要慎之又慎。

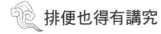 **排便也得有講究**

常言道：大便是大事，小便是急事；有泄才能生，有通才有命。所以，大小便通暢與否是生命狀態好壞的反映。沒有出就不能進，沒有進就沒有正常的新陳代謝，就意味著生命即將結束。

小便墊腳尖。這個動作對男性好處非常多。首先，墊腳尖能夠通暢足三陰經，達到益腎壯陽的效果；其次，墊腳尖時雙側小腿後部肌肉收縮，擠壓出的血液量可促進下肢血液回流，增強盆底肌肉的強度，從而提高陰莖硬度和維持勃起時間；第三，小便時墊腳尖能使排尿更流暢，保護前列腺，對於患有慢性前列腺炎及前列腺肥大的男性尤其有幫助；最後，墊腳尖可以有效鍛鍊脊椎的核心肌群，強健腰部肌肉，防止腰部疾病的發生。方法是：小便時，雙足與肩同寬，用力墊起腳跟，然後放鬆，可以重複3～5次。平時也可以練習。

老年男性小便宜蹲下，有關資料顯示，經常採取蹲位排尿的男性患直腸癌、膀胱癌和前列腺癌的概率較站立排尿者低一半。這是因為蹲下排尿可以使人體出現一系列的肌肉運動及其相關反射，從而產生加速腸道廢物排除、縮短糞便在腸道內停留時間、減少腸道對致癌物吸收的作用。另外，老年男性在晚上起床小便時為避免出現排尿性暈厥，也應採取蹲位排尿。

大便不通暢，也就是便秘，不僅會對身體各器官產生不良作用，甚至可能危及生命，這不是危言聳聽。排便需要用力，而力由脊發，所以排便運動與脊椎的使用有很大的關係，因排便過度用力而導致的脊椎失衡、心肌梗塞、大出血的病例屢見不鮮。道理很簡單：排便時人體是向下用力，反作用力是往上，所以經常看到便秘的人排便時頭上青筋暴漲，滿臉通紅，渾身大汗，可見排便的運動量是很大的；而且此力是瞬間的猛力，可能導致心腦血管突然破裂出血，或者血管痙攣、梗塞。因此我們有必要養成良好的排便習慣。

當直腸肌與直腸形成的肛腸角度越大、直腸越直時，排便越順暢。坐著時，肛腸角為80°～90°，蹲著時，肛腸角可達到100°～110°。此外，下蹲時腹部壓力大，

可促進排便，尤其是對有心腦血管疾病的患者，採用蹲式排便可減少發生意外的概率。

　　所以從生理結構上來説，蹲著排便更順暢，但如今多數家庭安裝的是坐式馬桶，那麼坐馬桶時應該如何做來幫助排便呢？

坐馬桶的最佳姿勢

　　排便前順時針畫圈按摩肚臍周圍，順應腸道蠕動的規律，刺激腸道，增加便意。還可以單手握拳，用力捶背數下，坐下前再輕輕捶背10下。

　　坐馬桶時，要挺直腰背，或者可以在腳下踩一個小板凳，上身微微前傾，這個姿勢可以增加腹壓，有助於順利排便。

　　用雙手捧住下巴，雙肘抵在雙膝上，然後微微用力向上托下巴，有刺激大腸神經、加快大腸蠕動的功效，不久肛門就有想要排便的反應。排便困難時，可以輕輕拍打薦骨和尾骨，通過振動刺激腸道，利於排便；連咳數聲，不但能增加腹壓，還能有效預防因用力排便引起的心腦血管事件。

　　當開始排便時，要憋住氣，咬緊牙齒，收緊下巴，頭部稍後仰；雙手壓在膝蓋上，或交叉掌心在膝蓋上；雙腳舒適的平放地上，腳指頭用力抓地。採用腹部呼吸法，用鼻子吸氣，讓腹部像皮球一樣鼓起來，給腹部施加壓力，然後突然收縮腹部，用嘴呼氣，這樣就可以補充坐姿所缺乏的腹部壓力，促進排便。

　　「憋住氣，咬緊牙」這個動作特別重要，做這個動作時可以體驗到它對脊椎產生固定的作用。因此，不僅有助排便，還對全身骨骼包括牙齒都有很好的功效。

駕駛也要注意脊椎健康

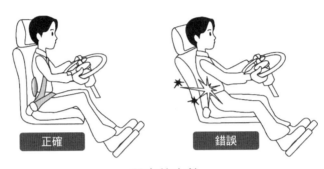

開車的姿勢

　　現代社會開車的人越來越多。然而對開車一族來說，不良的駕駛習慣和錯誤知識會使得脊椎病情雪上加霜。

　　駕駛造成脊椎損傷的原因通常分為兩類，一類是因為追尾事故，一類是因為日常錯誤的駕駛姿勢，這兩類因素都給我們的脊椎帶來了不可逆轉的二次損傷，該如何捍衛自己的脊椎健康呢，就從這裡開始吧。

開車的正確姿勢

　　開車時坐在駕駛室的姿勢與椅子上坐的姿勢基本相似。駕駛座位的靠背椅向後傾斜約110°，臀部儘量後坐，後背完全靠在椅上。上身向前彎或後背離開後背椅，都對腰椎產生負荷。駕駛人員坐的位置和方向盤的間隔距離不要太大。為了更舒服一點可以在腰部和靠背之間加一個軟枕減輕腰部壓力。座椅的正確位置，應該調整成當坐到座椅的最深處時能挺直背脊，並在雙手握住方向盤時兩肘能稍為彎曲，同

時雙腳能輕鬆伸直踩在踏板的位置。座椅位置不正確，除了可能引發腰痛和肩膀酸痛之外，甚至還會成為車禍的主要原因，不能不多加注意。

　　長時間的塞車和駕駛難免會讓人心煩氣躁，頸部和後背也會僵硬酸痛，這時我們可以利用停車等短暫的休息時間做一些保健活動，來保護我們的頸椎。

　　（1）頭分別轉向左右以及下方後方，調整呼吸。左右各重複5次。可以緩解頸椎壓力，放鬆頸肩上背部的肌肉。增加頸椎內椎動脈向腦部供血、供氧量，防止缺氧引起的頭暈、困倦等。

　　（2）雙臂向後伸，雙手抓住座椅椅背，儘量向前頂胸，臉向上仰呈45°角。重複做5次。可以充分伸展肩關節，並將胸廓打開、挺拔身姿，防止長時間開車引起的含胸駝背。

　　（3）背部挺直，雙手環抱住肘關節，低頭，眼睛向下看，同時深呼吸5次，再伸展雙臂。重複做5次。可以伸展各節脊椎，使長時間坐在車內的不良姿勢得以糾正，有效預防腰椎間盤突出症。

　　（4）身體坐直，肩膀下沉。用腰帶動身體向左轉，右手搭在方向盤上，左手向後放在靠背上。然後換方向重複這個動作，左右各5次。可以活動腰椎及腰部肌肉和韌帶，防止長時間保持固定姿勢帶來的身體僵硬。

　　（5）雙手反向互相拉抻手臂以及手腕。然後掌心向上，再次拉伸。重複做5次。可以美化手臂線條，伸展手指、手腕關節。

　　長時間開車對腰椎是致命的打擊。即使坐姿正確，長時間坐在狹小的駕駛室裡也會對腰椎產生巨大的負荷。所以，即使再忙，為了腰椎也應該每隔1小時休息10分鐘，停車或下車進行簡單的腰部活動。

上下車的姿勢

　　先將腳跨進汽車，再彎腰鑽進車內是錯誤的姿勢，應將身體面向車外，坐在汽

車的椅墊上，屈膝，以臀部為旋轉軸，將身體與雙腳同時旋轉面對方向盤。

正確使用汽車頭枕會減少頸部的疼痛機率

預防交通事故的頸椎損傷，汽車頭枕功不可沒。頭枕除了增加乘員的舒適感之外，最大的功勞莫過於保護頸部，但是很多車主似乎不知道汽車頭枕的意義。

有關資料顯示，在26%的追撞事故中，駕駛人員的頭部或頸部會受到損傷，而在同等條件下的追撞事故中，正確使用汽車頭枕比不正確使用汽車頭枕的駕駛人員頸部感到疼痛的機率減少40%，使用品質良好的頭枕比使用劣質頭枕的駕駛人員頸部損傷機率要降低24%。

那麼頭枕應該怎樣使用呢？

大原則是要儘量保持整個身體（包括頭部）與座椅的充分接觸。

（1）防止追撞事故中的頸椎傷害，關鍵在於發生追撞時讓乘員的頭部和上身同步動作。測試表明在座椅頭枕有足夠的高度，身體、頭部都有效接觸座椅及頭枕情況下，碰撞給車帶來的加速度，將通過座椅靠背及頭枕同時傳遞給身體和頭部，從而有效降低碰撞時對頸椎的傷害。換句話說，乘車過程中我們要儘量保持整個身體（包括頭部）與座椅的充分接觸。

（2）頭部與頭枕的間距要盡可能小，儘量不要超過4公釐，這樣才能在最大的範圍內保護駕駛人員的頸部安全。

（3）頭枕應安裝在至少與耳朵上沿平行的地方或者乘員頭下約8公釐的地方。頭枕調整完畢後，牢牢固定頭枕，使頭枕不晃動。

（4）很多車型的後排座椅中間位置都沒有頭枕，如果會有人坐後排中間位置，建議加裝頭枕。

（5）在車輛碰撞事故中相較於男性，女性發生頭部、頸部受傷的機率高出1.8～2.2倍。因此女性開車更應該注意調好汽車頭枕高度。

第八章

脊椎養護：兒童篇

學會捏脊，是給孩子最好的禮物

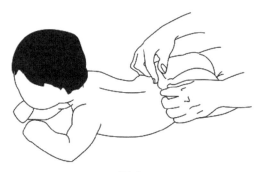

捏脊

　　捏脊就是使用捏法作用於人體背部脊椎兩旁以治療疾病的方法，具有平衡陰陽、扶正祛邪、調和氣血、疏通經絡、提高臟腑功能的作用，可以增強人體呼吸系統、循環系統，特別是消化系統的功能，從而達到治病療疾、保健養生的目的。晉代葛洪《肘後備急方‧治卒腹痛方》的「粘取其脊骨皮，深取痛引之，從龜尾至頂乃止，未愈更為之」是對該法的最早記載，當時主要用於治療腹痛。本法後因常用於治療小兒疳積，故又名捏積。

　　近代研究發現，捏脊不僅可用於兒童如小兒疳積、消化不良、厭食、腹瀉、嘔吐、便秘、咳嗽及夜啼等的治療，而且還可用於治療成人脊椎疾病、胃腸病和婦科病，如腰背痛、胃脘痛、胃下垂、嘔吐、婦女月經不調、痛經、呃逆、神經衰弱、失眠、感冒、哮喘和高血壓等，同時因其具有振奮陽氣、疏通氣血、健脾和胃的功效，也可作為中老年人和體質虛弱者強身健體、延年益壽的養生保健方法。

捏脊的方法

在臨床上有兩種捏脊方法。

一種是三指捏法：兩手腕關節略朝上，拇指指腹橫抵於皮膚，食指中指指腹置於拇指前方的皮膚處，以三指對合捏拿肌膚，食指中指在前向後輕壓，拇指在後向前推動，兩手邊捏邊交替前進。

另一種是二指捏法：兩手腕關節略內彎，手握空拳，屈曲的食指中節橈側橫抵於皮膚，拇指指腹置於食指前方的皮膚處，以兩指對合捏拿肌膚，拇指在前向後輕壓，示指從後向前推動，邊捏邊交替前進。

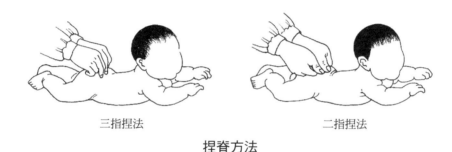

三指捏法　　　　　　　　二指捏法

捏脊方法

操作時，小兒應脫去上衣，俯臥於床，兩腿自然伸直，全身放鬆。操作者立於小兒一側，首先在小兒背部沿脊椎中線由上而下反覆推捏5～6次，以使其肌肉鬆弛，氣血流通。然後雙手沿著脊椎兩旁，從長強穴（也可從下腰部）沿後正中線向頸肩部有節奏地徐徐推捏上移，邊捏邊放邊上提至大椎穴處，中途不要中斷，至上端時雙手沿脊椎兩旁自然下滑至下端，重複上述按摩3～5次。在做第2、3次時，可每捏3次或5次提拉肌膚1次，稱為「捏三提一法」或「捏五提一法」，在做最後一次時還可於病情相關的背俞穴如腎俞、脾俞、肝俞、心俞、和肺俞等穴處加重挾提力量上提肌膚一次，以增加刺激量，提高療效。

捏脊操作時要沿直線捏，不要歪斜，力度和速度要均勻，中途不應無故停止。

捏拿肌膚應鬆緊適宜，過緊會使小兒背部疼痛劇烈，增加其對捏脊的恐懼感，過鬆又易出現肌膚從指間滑落，失去治療的效果。整個過程中要著力輕柔、均勻、靈活、連貫，使小兒易於接受。

捏脊療法一般每天進行一次，7次為一個療程，休息三～五天后，再進行第二個療程。因小兒為「純陽之體」，生機蓬勃，臟氣清靈，且病因單純，又少七情的傷害，故在患病後經過及時恰當的捏脊治療，病情好轉較快。成人經絡敏感度較差，治療時間則相對較長，但在治療慢性病和以養生保健為目的時，不應效果不顯著而中途放棄，長期堅持，自然能取得意想不到的效果。

捏脊的宜忌

以下人群禁用或慎用捏背法：①脊椎部皮膚有傷口，操作可能引起局部出血、感染加重者。②患有疔瘡、皮膚病，如濕疹、乾癬等會造成皮膚感染擴散者。③有脊椎腫瘤、脊椎結核、骨折、嚴重的骨質疏鬆症者。④急性腹症需手術者及孕期婦女。⑤極度疲勞、饑餓或飽餐後半小時內。⑥患有高熱、驚厥、急性傳染病、嚴重心臟病、腎臟病患者及失智症患者。⑦對有頭昏、血壓高等患者，採用捏脊治療時，只能由上往下捏推，不可由下往上。

本療法一般在空腹時進行，飯後不宜立即捏推，需休息2小時後再進行。施術時室內溫度要適中，手法宜輕柔。體質較差的小兒每日次數不宜過多，每次時間也不宜太長，以3～5分鐘為宜。

讓孩子的脊椎穩定成長

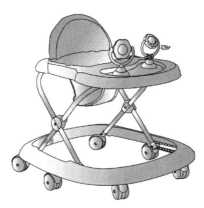

避免太早使用學步車

　　孩子的脊椎就像孩子一樣，也有一個逐漸成熟的過程，在這期間的脊椎養護非常重要，如果沒有充足的脊椎健康知識，父母很容易揠苗助長。

剛出生的寶寶（剛出生到3個月），襁褓不要太緊、太直

　　現代家庭裡的防寒保暖環境已經得到極大的改善，所以孩子出生以後，很多家庭已經不會像原來一樣把孩子包成「粽子」。平心而論，對於剛剛出生的孩子，襁褓可以給寶寶以安全感，讓他有重新回到子宮裡的感覺，睡覺也睡得踏實。但是襁褓的關鍵是要鬆緊得當。襁褓上部捆得太緊，會限制寶寶胸部的活動，影響肺和橫膈膜的功能，使肺部抵抗力降低，發生肺部感染的機會增加，同時也會壓迫腹部，

影響胃和腸道的蠕動，使消化功能降低，影響食欲，使寶寶發生溢奶、吐奶。襁褓下部捆得太緊，又會限制寶寶的活動空間。甚至有些家長把孩子的腿也拉得直直的，想當然地認為這樣孩子以後腿會變得又細又長，其實這非常不利於孩子骨骼肌肉的生長，同時由於孩子的運動中樞——脊椎失去了活動的機會，會對脊椎的健康生長造成不良的影響。寶寶的腿長時間被固定為筆直的狀態，還可能會引起新生兒髖關節脫位，影響髖臼的發育。

 ## 剛會坐的孩子（4～7個月）不要坐太久

　　孩子從會抬頭翻身到會坐起來，看起來是個神奇的現象。其實即便坐了起來，孩子脊椎的生理曲線也尚未完備，過早讓寶寶坐或坐的時間過長，都可能傷害寶寶的脊椎。因為這個時候寶寶的骨骼硬度低、韌性大，容易彎曲變形。而且寶寶體內固定骨關節的韌帶、肌肉還比較薄弱，如果讓寶寶學坐得過早、坐的時間過長，無形中就增加了脊椎的壓力，很容易引起脊椎側彎或駝背。因此，要讓寶寶按照正常的生長規律發育，而不是越早越好。要鼓勵寶寶多練習爬行，使全身，尤其是脊椎、四肢的肌肉得到鍛鍊。

 ## 避免太早、太常使用學步車

　　看到孩子從躺著到逐漸會坐，扶著東西會站，很多家長就開始做揠苗助長的事情，於是學步車「上場」了。不該走的時候強迫孩子走，這就是學步車的最大功能。寶寶過早、過多常用學步車，不僅不能促進發育，還可能造成骨骼畸形。學步車的坐墊較高，寶寶只能用腳尖用力觸地滑行，這樣容易造成寶寶的足關節變形，腳後跟外翻，導致扁平足。此外，由於寶寶骨骼中的鈣含量較少，膠質較多，骨骼較軟，過早、過多地使用學步車，容易出現「X」形腿或「O」形腿。

剛會走的孩子，不要用力拉孩子的手臂

　　牽拉肘又叫「小兒橈骨頭半脫位」，是5歲以下孩子肘部最常見的外傷。如果你正牽著孩子走路，這時孩子突然跌倒，你仍然拉著他的手；或者你突然用力地拉孩子的一隻手臂，都有可能使孩子出現牽拉肘。為什麼5歲以下的孩子容易出現牽拉肘？這和孩子的骨骼發育有關。孩子橈骨近端的骨骼要到5～7歲才開始出現，到6～7歲時橈骨頭逐漸增大，18～20歲橈骨開始與橈骨癒合。孩子的橈骨頭尚未完全發育時，其周圍只有一條環形韌帶所圍繞，即橈骨環狀韌帶。環狀韌帶不足以緊密包裹橈骨頭，加上關節囊鬆弛，在外力的作用下就很容易發生半脫位。

孩子不宜過早穿鞋

　　鞋最大的作用是可以降低對腳的損傷，即為了保暖和提供足部保護，以便渡過寒冷季節以及防止被大量來自人類生產的鋒利物品刺傷。至於為了禮儀而穿鞋，更多的是人類社會化文明發展和人際交往的要求。在生理上，腳部皮膚微血管和末梢神經十分豐富，且密佈神經末梢感受器，當遇到外部刺激，能通過中樞神經的反饋作用，發揮和調節包括大腦在內的器官功能。讓孩子光腳走路，對孩子健康是十分有益的，既能促進腳部的血液循環，還能讓孩子更習慣走路。

　　對初學走路的孩子來說，鍛鍊平衡力至關重要。而光腳走路，其腳部的觸覺感受最深，更容易讓孩子獲得最清晰的觸覺感知，正好可以幫助孩子掌握平衡和發現身體的重心。同時，孩子光腳走路抓地更穩，能強化足部的運動機能。所以，在環境、天氣適宜的條件下，讓嬰兒階段的孩子在家中光腳走路，不是什麼壞事。

　　相關研究還發現不穿鞋亂跑的「野孩子」長大以後患有扁平足的機率非常少，比如歐美長大的孩子跟經常不穿鞋的印度、巴基斯坦孩子相比，患扁平足的機率高得離譜，脊椎專家認為現代人過早給孩子穿鞋子，可能成為孩子足弓塌陷的主要原因。

抱不離手，寶寶、媽媽脊椎都受傷

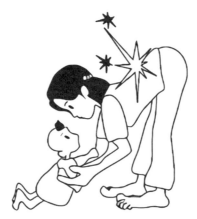

抱不離手，媽媽易受傷

　　我有個朋友，孩子6個月了，作為悉心照顧的新手媽媽，享受著甜蜜的負擔。這不，這兩天，她腰和肩部都覺得難受，所以來找我檢查一下。因為是熟人，所以在檢查的過程中也會很自然地聊天，並且在言語當中也會捕捉到一些治療疾病的關鍵訊息。

　　這名女士的腰部和肩胛骨內側緣均有非常明顯的條索，一觸就痛。我問她，你是不是習慣於一側抱孩子，她說是的，同時帶著抱怨的語氣說，她家孩子十分黏人，一定要抱著才肯睡。所以每次睡覺之前對於家長來說都是一件極考驗體力和耐性的事情。聽到這裡，我問孩子從出生到現在一直是這樣嗎？她說是的。我告訴她這樣子是非常不好的，首先是孩子容易形成依賴性，對將來的心理影響比較大，長大以後會比較任性；其次是你和孩子的脊椎都會受到影響。她聽了以後大吃一驚，

趕緊帶著孩子過來看，果然發現孩子的脊椎已經受到影響了。當然經過治療以後，症狀已經得到了很大的緩解。

在寶寶的生長發育過程中，脊椎會逐漸出現三個主要生理彎曲：

2～3個月左右寶寶能夠抬頭，出現第一個生理彎曲——頸部脊椎前凸；6個月左右會獨坐，出現第二個生理彎曲——胸部脊椎後凸；8～9個月時會爬，10～11個月能站立，這時會出現第三個生理彎曲——腰部脊椎前凸，12～16個月時能走路。就是這些生理彎曲的形成，能使身體保持平衡並直立行走。雖然寶寶在1歲以內就會出現這3個生理彎曲，但一直要到6、7歲時，寶寶的脊椎彎曲才會徹底固定下來。由此可見，嬰幼兒期的骨骼發育還未成熟和定型，如果脊椎長期處於彎曲的狀態，那麼脊椎的發育就可能出現畸形，如果不即時矯正，長大後就可能有脊椎側彎、駝背等現象。

很多寶寶都希望時刻躺在大人的懷中，因為這會讓寶寶感到溫暖、安定，這是寶寶的正常心理需求，但是，如果大人，特別是老人，總是「愛不釋手」，只要寶寶一哭，就抱在懷裡哄，時間長了，寶寶就有了過分依賴的心理，最後養成了只有抱著才肯睡覺的習慣。專家認為，抱著寶寶睡覺，不僅會使寶寶睡得不深，身體不能舒展，影響睡眠質量，也不利於寶寶呼吸換氣，使脊椎長期處於彎曲的狀態，會影響其正常發育。所以最好是能夠讓寶寶在吃飽了奶之後，舒舒服服地躺在床上自然入睡。

而且對於媽媽來說，抱孩子對脊椎的損傷也特別大，長時間保持一個姿勢，會使很多肌肉產生痙攣，如果不能有效緩解，就會有大量的有害物質在這些地方沉積，壓迫了痛覺神經末梢就會產生疼痛；如果孩子極端黏人，沒有形成好的睡眠習慣，那麼媽媽在哺育的過程中脊椎還會變形，為腰椎間盤突出、腰肌勞損埋下伏筆。這些例子在臨床上比比皆是。一般彎腰拿重物時對腰椎增加的負荷是物品重量的2～3倍，而抱5公斤的孩子等於對腰椎增加10～15公斤的負擔。尤其是抱孩子的時候身體前傾，會導致腰椎像弓弦一樣承受張力負荷。所以，應儘量把孩子背在腰背部，不得不抱的時候也一定要把孩子緊貼胸前抱著。

孩子脊椎側彎怎麼辦

　　一位12歲的女孩，最近一年來出現嚴重的腰痛，還經常喘不過氣，這些情況讓她坐臥不寧，懷疑自己得了大病。她先到醫院採用針灸推拿治療，對她的疼痛能起一定的緩解作用，但總不能根治，一段時間沒去，又會痛得受不了。後來到醫院找專業脊椎醫師檢查後，被證實脊椎側彎超過了30°。這樣的例子臨床並不少見。

　　脊椎側彎好發群主要為青少年，尤其以青春期的少女居多。正常人的脊椎從後面看應該是一條直線，並且軀幹兩側對稱。如果從正面看有雙肩不等高或後面看到有後背左右不平，就應懷疑「脊椎側彎」。

　　調查表明，脊椎側彎在20°以內一般不影響功能與外觀，超過25°以上可導致胸廓高低不對稱、肩胛骨高低不對稱，超過40°則可影響心肺功能。隨著孩子身體的發育，側彎度數會不斷擴大。其中，女孩脊椎側彎度變大往往是在月經初潮前後，一些女孩在一年內的脊椎側彎甚至會增大10°。

　　輕度的脊椎側彎只要早發現、早處理，一般對生活沒有影響，但是嚴重的脊椎側彎一方面會影響外觀形象，另一方面更容易導致患者腰肌勞損，使其難以承受高強度的運動，更嚴重的會影響內臟的功能，尤其是脊椎發生旋轉的會影響心肺功能。

不良坐姿是禍首

　　除去激素、遺傳等病理原因之外，不良坐姿和運動不當是造成青少年脊椎側彎的重要原因。比如有的孩子坐的時候喜歡蹺二郎腿，有的孩子學習、玩電腦時，單

手懸空握滑鼠，身體歪斜，有的孩子看書寫字時喜歡歪趴在一邊等，這些都容易導致脊椎側彎。

　　有資料顯示，一名小學生一天在學校平均要坐4個小時；一名中學生則將近6個小時。如此長時間坐著，倘若坐姿不良，對身體正在發育的孩子的影響是難以估量的。現在許多學校的老師要求學生注意坐姿端正，往往是從預防近視的角度考慮的，而幾年、十幾年規格不變，前排、後排高矮不分的桌椅對學生脊椎的不利影響，卻被忽略了。如果中小學生成天坐在與身體不合適的桌椅上，弓著腰、側著身寫字，時間長了，孩子們怎能不患上成人的「腰酸背痛」？那麼什麼是學生正確的坐姿呢？記住幾個原則：①身體坐直，背部和臀部平靠椅背。②眼離書本一公尺遠。③距離書桌一個拳頭遠。④寫字時，手離筆尖一寸（3公分）遠。

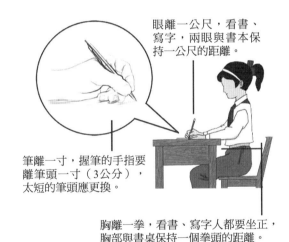

眼離一公尺，看書、寫字，兩眼與書本保持一公尺的距離。

筆離一寸，握筆的手指要離筆頭一寸（3公分），太短的筆頭應更換。

胸離一拳，看書、寫字人都要坐正，胸部與書桌保持一個拳頭的距離。

學生看書、寫字的姿勢

　　運動不當也是導致脊椎側彎的原因，下文將詳細講述。

　　單邊負重或牽拉也是因素之一。有的孩子喜歡單側背包包，而且包包的重量還不輕，這也容易誘發脊椎側彎。另外，一些家長為了防止孩子背過重的書包，選擇了拉桿書包，但孩子可能在行走中身體往拉著書包的那一側彎曲，長久下來，也容易造成脊椎側彎。

對於後天性的非進展性脊椎側彎（指胸椎彎曲小於40°，腰椎彎曲小於30°，1年之內加重不超過5°者），量身定做的矯正護具是經過國內外研究證實最為有效的方法，其他方法包括牽引、按摩、推拿和矯正體操等，也能產生輔助矯正的作用。其中矯正體操是通過改善脊椎側彎導致的脊椎旁肌肉的不對稱狀況，而產生輔助矯正的作用。

 脊椎側彎矯正法

下面介紹一些矯正輕度脊椎側彎的體操方法，大家可以針對自己的具體情況來選擇進行鍛鍊。為了方便大家理解，下面的方法均針對脊椎向右側彎曲，如果以左側彎曲為主，就需要相應改變方向。

1. 俯臥向前伸單臂

在墊子上或者床上俯臥挺身，左手伸直全力前伸，右腳後伸，同時做抬頭挺胸動作。重複20～30次，共練習4組。

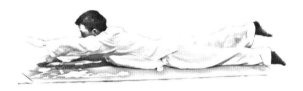

俯臥向前伸單臂

2. 站立轉體動作

兩腳開立與肩同寬，扭轉軀幹，向右側做轉體運動。完成一次體轉後，兩臂輕置體側，再重複上述動作（不做另一方向的轉體動作）。在動作過程中強調雙腿伸直，不要移動雙腳，以免降低練習效果。重複20～30次，共練習4組。

3. 懸吊搖擺

此動作要借助單槓或類似單槓的裝置進行。面對單槓，雙手直臂攀握懸垂身

體，然後徐徐向左或向右擺動腰腿，同時順勢移
動攀握單槓的雙手，以使彎曲的脊椎逐漸拉直，
重複練習，不計次數。習慣後可以改為單槓單臂
懸垂運動：左臂手握單槓懸垂20～30秒，跳下休
息1分鐘，重複練習6～8次。

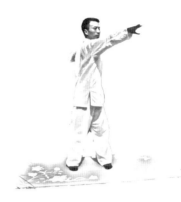

站立轉體

4. 游蛙式

蛙式在矯正脊椎的同時，還能鍛鍊腰背肌
肉，增強肌肉對脊椎的保護作用。

5. 太極拳雲手

太極拳的雲手動作，是兩手交替畫圓，旋踝
轉腿，旋腰轉脊，旋膀轉臂，動作處處有弧形，
能夠有效改善兩側不均衡的脊椎肌肉。

採用上述矯正訓練方法，重點在於加強脊椎
較弱一側的肌肉力量，逐漸把側凸的脊椎拉直。
同時，還要注意經常保持正確的動作姿勢，從而
達到輔助矯正側彎的目的。

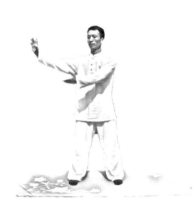

太極拳雲手

需要提醒大家的是：如果在堅持保守治療的
情況下，脊椎側彎更加嚴重，就需要及時到醫院
就診，採取支架、手術等治療方法，以免延誤最佳治療時機。

讓孩子長高的秘訣

因為我是醫師，且從事了多年的專業運動，所以很多家長一見我就問，我們家寶寶怎麼才能長得個子高一點。其實影響人體長高的因素很多，遺傳雖然占很大比重，但並不能完全左右人的身高。專家研究證明，在影響身高的諸多因素中，遺傳占33%，後天運動占20%，營養占31%，環境占16%。那麼有沒有什麼方法幫助孩子長高呢？下面我們就一起來看一看。

🌀 秘訣一：優質睡眠

對於正處於生長發育階段的孩子來說，為了促進體內生長激素的分泌，優質睡眠是最重要的。

1. 能睡的孩子個子高，熟睡越久長得越高

美國《睡眠》雜誌曾發表的兩項研究報告指出，睡眠不足或睡眠過多均會導致中年人大腦老化，而貪睡的嬰兒則更容易長高。充足的睡眠對孩子的身高增長大有益處，因為絕大部分生長激素是在夜間熟睡狀態下分泌的，深睡眠時間越長，生長激素分泌的量就越多，孩子也將長得更高。若因為各種原因影響了孩子的夜間睡眠，就會直接影響生長激素的分泌。

2. 早起的鳥兒有蟲吃，早睡的孩子長個子

孩子生長激素的分泌有一定的規律，其中有一條是晚上11點後進入生長激素分泌最旺盛的時段，但孩子必須處於深度睡眠狀態下，才能更高效地發揮作用。爸爸媽媽算一算：孩子從入睡到進入深度睡眠一般需要45～60分鐘，那麼為了不錯過11

點開始的生長激素分泌高峰期，孩子最好是在晚上10點前入睡。

現在有的家長不僅自己做「夜貓族」，而且沒有培養孩子早睡的習慣，任由孩子跟著自己十一二點甚至更晚入睡；有的家長則在哄孩子入睡後自己只顧忙家務，沒有注意給孩子創造安靜的睡眠環境，導致孩子無法早早進入深度睡眠狀態；還有一些孩子經常在夜裡加班加點複習功課，熬到十一二點才睡覺……這些無疑都是對孩子長高機會的浪費。

3. 孩子睡眠有規律，身高增長更給力

除了睡得早、睡得足之外，睡得有規律也是促進孩子長高的利器。孩子生長激素的分泌是與天時交替相符的，入睡和起床的時間固定，形成規律、穩定的睡眠週期，生長激素的分泌時間會比入睡早睡眠足但作息不規律的孩子要長。

秘訣二：均衡營養

想要孩子長得高，營養必須跟得上。首先要注意的是保證孩子各類營養均衡攝入，蛋白質、脂肪、維生素、礦物質、纖維素、碳水化合物和水等七大營養素缺一不可。孩子每天飲食多樣化，不偏食不挑食，才能給身高的增長提供更堅實的營養基礎。

1. 鈣：孩子長高的關鍵

鈣是骨骼生長的基礎，如果孩子攝入的鈣量不能滿足生理所需，血鈣和軟組織中的鈣不足，就必須向骨骼「借鈣」，一旦骨骼缺鈣，別說長高了，就連正常生長都做不到，可能導致骨質疏鬆、椎骨變形、脊椎側彎等嚴重問題。隨著孩子生長發育速度加快，鈣的需求量隨之增加，家長應給寶寶多選用含鈣豐富的食品。

推薦食品：牛奶及奶製品、豆製品、魚、蝦、芝麻等。

2. 蛋白質：生命的基礎，長高的要素

人體的各種組織器官都是由蛋白質構成的，例如肌肉組織、內臟、大腦組織

等，而膠原蛋白、黏蛋白更是構成骨骼的有機成分。所以說，蛋白質不僅是生命構成的基礎，還是身高增長的重要營養素。孩子的新陳代謝越快，對蛋白質的需求量越大，如供給不足就會影響孩子長高。

推薦食品：豬肉、雞肉、牛肉、魚、蝦肉、雞蛋、牛奶、豆腐等。

3. 維生素：維持生命，促進鈣質吸收

維生素意思就是「維持生命的要素」，維生素雖占人體所需量不多，卻對孩子的成長發育有著舉足輕重的作用，例如維生素A、C能增強孩子的抵抗力，而維生素D則有助於鈣質的吸收，從而促進孩子身高增長，我們日常的蔬菜水果中就含有豐富的維生素。

推薦食品：新鮮蔬果如白菜、胡蘿蔔、黃瓜、番茄、橘子、香蕉、蘋果、葡萄等。

4. 從多種生理反應中調節生長發育

骨骼中三分之二的礦物質由鈣、鎂、磷三種礦物質構成，因此這三種礦物質含量是否充足對骨骼的成長非常重要。

而鐵、鋅等礦物元素也可以從很多生理反應中調節孩子生長發育的速度，如缺鋅的孩子沒食欲，營養攝入不足自然無法長高；缺鐵會使血紅蛋白合成受阻，生長發育、智力發育和免疫功能均會受到影響，所以適量攝取各類礦物質對孩子身高的增長也是意義重大。

推薦食品：動物肝臟、牛肉、羊肉、蛋黃、牡蠣、蝦、蟹、貝類等。

秘訣三：適當運動

讓孩子身高步步高升，適當的運動功不可沒。孩子經常參加體育鍛鍊，可以改善血液循環，同時能夠刺激骺板和骨骼，促進生長激素的分泌，使骨骼生長更旺盛，從而促進孩子身高的增長。據醫學專家調查研究，經常參加體育鍛鍊的兒童比不愛運動的同齡兒童平均高4～8公分，有的甚至更多。

1. 跳躍運動

代表性運動：摸高處、跳躍、跳繩、拍球、打籃球等。

跳躍運動能夠牽拉肌肉和韌帶，刺激軟骨增生，對脊椎四肢骨骼的增長有很大幫助。例如跳繩是刺激骺板，促進成長的代表性運動。制訂「每天跳繩15分鐘」計劃，能夠讓孩子在跳躍中長高。需要注意的是，在孩子做跳躍運動時，家長要教導孩子不要腳跟落地，否則容易給膝蓋和腰部造成傷害。

2. 拉伸運動

代表性運動：游泳、引體向上、伸展體操等。

游泳作為一個最具代表性的拉伸運動可以使全身各個部分都得到充分的舒展和鍛鍊，游泳時用力伸展脊椎、蹬夾腿的動作以及水的浮力，對脊椎骨和四肢骨骼的增長有極大幫助；引體向上則可以拉伸脊椎、促進脊椎骨的生長，從而使兒童的身體不斷長高。學齡兒童應選擇性地多進行一些具有拉伸作用的運動，而嬰幼兒可以做做主動或被動體操，同樣可舒展身體，促進身高的增長。

3. 適度的負重運動

代表性運動：舉重、負重跑等。

有的人認為舉重等負重運動消耗體力過大，而且容易把孩子「壓矮」，不利於孩子長高。但實際上，骨頭需要承受重量，才能將血液中的鈣質存入骨頭中，因此小量、適度的荷重運動，有助於骨質密度增加，進而讓骨骼與肌肉增強，促進身高的增長。

此外，對於尚未發育成熟的兒童，運動量不能過大，一次運動時間最好不要超過1個小時，以運動後孩子不感到疲勞為限。

 秘訣四：不讓孩子過早參加非適齡的運動

很多父母都喜歡讓孩子在很小的時候就接受各種各樣的運動訓練，但是在臨床

過程中發現很多運動其實是不適合孩子們進行練習的，因為孩子的各個系統器官正處於發育的狀態，尚未成熟，過早讓孩子從事某些運動不僅不利於孩子鍛鍊身體，反而容易造成傷害。以下就讓我們來瞭解下那些不適合孩子參與的運動吧！

1. 拉小提琴

據國內外文獻報道，脊椎側彎的發病率為0.87%～4%，女性的發病率高於男性，男女比率為一筆一‧四到一比十二。80%脊椎側彎是因為姿勢不正確造成的，所以習慣將頭偏向一側拉的小提琴儘量不要太早學習。以此類推，習慣性單側操作的樂器也儘量不要太早接觸。

2. 比腕力

兒童四肢各關節的關節囊比較鬆弛，堅固性較差，比腕力容易發生扭傷。另外，屏氣是比腕力時的必然現象，很多孩子在比腕力時會憋得面紅耳赤，這樣會使胸腔內壓力急劇上升，靜脈血向心臟回流受阻，而後靜脈內滯留的大量血液會猛然湧入心房，對心房壁產生過強的刺激。長時間用一側手臂練習比腕力，還可能造成兩側肢體發育不均衡，我在臨床中就見過長期比腕力使孩子的身體早早就變得畸形，一邊身體大一邊身體小。

3. 拔河

拔河可能讓孩子「傷心」「傷筋」。從生理學角度來講，兒童心臟正在發育中，自主神經對心臟調節功能尚未完善，當肢體負荷量增加時，主要是依靠提高心跳數來增加供血量。拔河需屏氣用力，有時一次憋氣長達十幾秒，當由憋氣突然變成開口呼氣時，靜脈血流也會突然湧向心房，損傷孩子柔薄的心房壁。有醫學工作者曾對250名5～6歲的兒童在拔河比賽中進行生理檢查，發現其心率均高，賽後1小時有30%的兒童心率未能恢復正常。

除了對心臟造成影響外，拔河還可能傷到孩子的「筋骨」。兒童時期身體的肌肉主要為縱向生長，固定關節的力量很弱，骨骼彈性大而硬度小，拔河時極易引起關節脫臼和軟組織損傷，抑制骨骼的生長，嚴重的還會引起肢體變形，影響兒童體形健美。另外，拔河是一項對抗性較強的運動，孩子爭強好勝，集體榮譽感強，比

賽中往往難以控制保護自己，極易發生傷害。

4. 八歲前的孩子先別溜滑輪

我的一個朋友在骨科工作，他説有家長帶著年幼的孩子來看病，大部分是因為滑輪造成的。孩子年齡太小，雖然學東西很快，但是因為協調性尚未成熟，往往更容易摔傷。而且，滑輪的場地大多是硬質路面，所以有時候即便佩戴護具，依然難以避免受傷。除了容易受傷以外，孩子長期訓練滑輪，用力的方式多是向側外方用力，長期練習會對孩子的下肢骨骼發育造成負面影響。像我們常見的「X」形腿、「O」形腿，還有股骨內旋，也就是我們常説的內八字，大部分都是滑輪類運動造成的。因此通常骨科醫師都會建議孩子在八、九歲之前不要學習滑輪等體育運動。

5. 不要過早專業訓練乒乓球、羽毛球

當我説小孩子不要過早訓練乒乓球、羽毛球的時候，很多家長覺得很疑惑，乒乓球不是對人的身體很好嗎？這裡面我説的是兩個限定詞：過早，專業。過早是小孩子不要在很小的時候就練習乒乓球、羽毛球；第二個是專業，因為過於專業的話就會在這兩個運動上面花費較長的時間和精力。長期單側用力打乒乓球、羽毛球就可能引起脊椎側彎，儘量雙側鍛鍊。我就接診過一個孩子，在專業班訓練了幾年，一直採用右手拍打法，後來因為特殊原因離開專業班，結果不到兩年就經常出現腰背痛，檢查以後才發現脊椎兩側的豎脊肌嚴重不均衡，脊椎已經出現扭轉現象，孩子的家長痛心疾首。當然以此類推，單側的高爾夫、保齡球等都不要過早、過常練習。

6. 滑板車、暴走鞋

滑板車、暴走鞋等都是在兒童中很流行的遊戲玩具。而事實上，8歲以下兒童並不適合玩滑板車。兒童身體正處於發育的關鍵時期，如果長期玩滑板車，會出現腿部肌肉過分發達，影響身體的全面發展，甚至影響身高發育。此外，玩滑板車時腰部、膝蓋、腳踝需要用力支撐身體，這些部位非常容易受傷，所以一定要做好防護，最好有父母陪護，並且找平坦寬敞的非交通區域玩耍。

相對於滑板車來説，除了對關節、韌帶存在的潛在傷害以外，暴走鞋則存在更

大的安全隱患。暴走鞋對使用者的平衡能力要求較高，要求能夠熟練地變換重心，否則很容易後仰摔倒。所以通常建議父母不要給孩子買暴走鞋一類的玩具。

7. 兔子跳

很多家長為了讓孩子提起鍛鍊的興趣，常常會放著音樂帶著孩子學小動物跳舞，而不少孩子也熱衷於參加這種和家長互動性較高的遊戲。但是專家指出，在做兔子跳運動時，人體重心所承受的重量相當於自身體重的3倍，每跳一次膝蓋骨所承受的衝擊力相當於自身體重的1/3，對造骨過程尚未完成的孩子來講，很容易造成韌帶和膝關節半月板損傷。所以，這樣的遊戲偶爾為之有益身心，可是一旦超度，可能會造成關節損傷。

8. 倒立

雖然兒童的眼壓調節功能較強，但如果經常進行倒立或每次倒立時間過長，會損害眼睛對眼壓的調節。

9. 長跑

長跑屬典型的撞擊運動，對人體各關節的衝擊力度很高。孩子經常長跑鍛鍊，對關節處的骨骺發育不利。尤其是在堅硬的馬路上進行冬季長跑時，對關節衝擊力更大，骨骺容易出現炎症，從而影響孩子的身高。長跑也是一項心臟負荷運動，兒童過早進行長跑，會使心肌壁厚度增加，限制心房擴張，影響心肺功能發育。另外，兒童時期體內水分占的比重相對較大，蛋白質及礦物質的含量少，肌肉力量薄弱，若參加能量消耗大的長跑運動，會使營養入不敷出，妨礙正常的生長發育。

10. 力量訓練

根據人類正常的生長發育順序，兒童生長發育時都是先長身高，後長體重，而且在一定時期內，他們的肌肉力量較弱，極易疲勞。也就是說，兒童身體發育以骨骼生長為主，還沒有進入肌肉生長的高峰期。如果這個時候讓孩子過早進行肌肉負重的力量訓練：一是會讓孩子局部肌肉過分強壯，影響身體各部分勻稱發育；二會使肌肉過早受刺激變發達，給心臟等器官造成較重的負擔；三還可能使局部肌肉僵硬，失去正常彈性。所以，父母不要急於讓孩子從事大人常練的引體向上、伏地挺

身、仰臥起坐等力量訓練。

　　想要讓孩子身體健康、抵抗力強是一種好的思維，但是父母也要遵循孩子的成長規律，對於一些不適宜孩子年齡的運動，最好還是不要過早嘗試，以防引起適得其反的效果！

孩子不要和父母睡同一張床

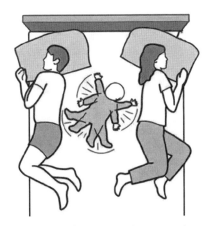

兒童不宜與父母睡同一張床

　　婷婷從出生起就一直和爸爸媽媽睡同一張大床，前段時間媽媽忽然發現婷婷有些駝背。在醫學專業人士的建議下，媽媽為她挑選了一張兒童床墊，並讓婷婷單獨睡。三個月後，加上合適的正骨按摩，婷婷的駝背問題才得到改善。

　　為什麼睡個床都能把脊椎睡成這個樣子？其實這個事情在臨床上一點都不奇怪，同一張床墊，爸爸一般身體重量比較重，媽媽一般比較輕，所以孩子睡在中間其實是一直斜著睡的。孩子為了保持平衡就不得不在床上保持一個奇怪的平衡姿勢來睡眠。為什麼國外家庭中很小的孩子就開始獨立睡眠了，除了養成其獨立意識外，確實對孩子的脊椎也有很好的養護作用。

　　很多孩子在出生後即便是單獨睡，多數家長在為孩子選擇床墊時也不太在意，認為只是小號的大人床墊而已。其實不然，兒童的睡眠習慣和身體結構與大人不同，他們好動、骨骼發育還沒有定型，這些都是在床墊選擇上需要考慮的。

合適的床墊應該軟硬適宜

　　有的家長希望孩子睡得舒服，給孩子睡軟床墊；有的人則覺得孩子睡硬床，對脊椎發育好。到底什麼樣的床墊更適合孩子？

　　理想床墊，應該是由柔軟的上層、下層和結實、牢固而富有彈性的中間層組成。一方面，中間層可以給孩子的身體足夠的支撐，另一方面，當中間層受到由體重產生的壓力又可以傳遞給柔軟的下層，從而托起孩子的身體，而不致其發生脊椎畸形。太軟的床墊，睡起來雖然舒服但容易陷落，翻身困難；而太硬的床墊則不能適當地支撐身體各部位，反而對脊椎形成更嚴重的慢性傷害，特別是正在發育的孩子，一旦脊椎受損，不但影響身高和身材美觀，甚至還有可能影響內部器官的發育。

　　此外，給孩子選床墊除了考慮彈力和支撐，還要留意其是否環保。床墊布料要確保使用100%純棉，內部的粘著膠也必須使用環保膠。

 床墊的選擇一定要因人而宜

　　在購買床墊時可以讓孩子試躺，讓孩子躺在上面感受一下床墊是否可提供適度的支撐，即在躺臥其上時，能維持一種最自然的狀態，沒有壓迫與不舒服的感覺。側臥時須保持脊椎處於同一水平線上，隨肩部和臀部的體形自然變化，仰臥時頸部和腰部需要獲得更多支撐，避免以上部位過度陷入床墊。

　　此外，選購床墊時，將個人身高再加上20公分為最適當的尺寸，除預留放置枕頭及手腳伸展的空間外，更可減少睡眠時的壓迫感。體重較輕的孩子宜睡較軟的床，使肩部、臀部稍微陷入床墊，腰部得到充分支撐；而體重較重的孩子適合睡較硬的床墊，彈簧的力度能給予身體每個部位良好支撐。可以參照身高、體重與床墊軟硬對照表。總之，睡眠習慣、體重體型和身高都對床墊的選擇有影響，沒有最好

的，只有最合適的。

為了脊椎健康，要注意床墊保養

孩子在床墊上是很開心的，尤其是在比較大的床上，這時候建議孩子不要隨便在床墊上蹦來蹦去，因為在床上跳躍會使單點受力過大而令彈簧受損、床墊局部凹陷變形。一旦床墊變形，其實就意味著無法透過床墊養護。

要學會定時反轉和更換床墊。為避免床墊睡偏，建議各位家長在買床墊的第一年，每兩三個月正反、左右相互對調一次。這樣能使床墊受力平均，之後大約每半年翻轉一次即可。偶爾轉換床墊的放置方向，使得床墊各個部位的磨損達到平衡，能延長兒童床墊的使用壽命。如果經濟條件好，孩子的床墊儘量一年更換一次，因為孩子和大人不一樣，身高、體重都會每年變化，如果身體成長時床墊還是一成不變，就有可能不知不覺間使脊椎遭受損傷。

孩子應該如何背書包

一項有關西班牙學齡兒童的研究顯示，裝滿學校課本的書包與兒童背部疼痛高發有著直接關係。

參與研究的學生是來自西班牙北部11所學校的12～17歲學生。研究表明，接近2/3學生的書包重量都超過其體重的10%。接著，專家對書包重量與背部疼痛進行了相關性分析表明，一年當中，學生們至少有15天都會背痛。根據書包的重量的差別，學生們被分成四組進行研究。結果顯示，書包重量高的學生組比重量低的學生組更加易於患有背部疼痛。

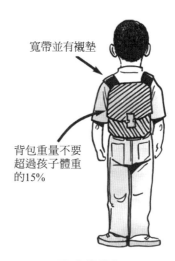

寬帶並有襯墊

背包重量不要超過孩子體重的15%

正確背書包

研究報告總結道：「我們獲得的研究結果具有重大的意義。許多孩子背了過重的書包，這種重量甚至對工人來說都是超過負荷的。」

國內孩子的書包比國外孩子重多了，看起來跟瘦弱的身體極不成比例，其結果可想而知。孩子的書包應該如何背才有利於孩子的脊椎健康呢？

怎樣選擇書包

1. 雙肩背最合適

建議孩子儘量採取雙肩背的背包方式。單肩背包或斜背方式讓人始終由身體一側受力，久而久之難免造成體形歪斜。雙肩背方式能分散背包重量，從而減少體形

扭曲的可能性。此外，雙肩包的背帶上最好帶有寬大襯墊，也有助於分散背包給身體帶來的壓力。

2. 拉桿書包也不錯

拉桿書包對年紀稍小的學生是個不錯的選擇，因為他們不需要經常換教室或上下樓。拉桿書包的拉桿應該以長度足，孩子用起來不用彎腰或扭身子；書包下輪應足夠大，可以保證拉拽時不會震動和顛簸為前提。

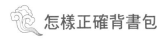 ## 怎樣正確背書包

1. 儘量拉緊背帶

背書包時應始終把背負位置保持在後背肌肉最強壯的中部。所以，背書包者應該儘量拉緊背包帶，防止書包滑到背部以下。這需要家長幫助孩子適當調整背包肩帶長短，使孩子比較容易背起和放下書包。

2. 適當放置包內物品

適當放置書包內物品也很重要，最重物品應放在最貼近背部的位置。

3. 書包的重量不超過背書包者體重的15%

如果書包重量超過背書包者體重的15%，給身體造成的損害將加倍。因此，建議把背包重量控制在背書包者體重的15%以下。

總之，想要孩子的身體發育不因為書包太重而受到損害，孩子背書包的方式一定要正確。

第九章

調整脊椎完全功法

為什麼少林僧人的脊椎如此健康

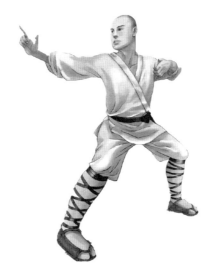

動靜結合，正骨柔筋

　　我在研究脊椎亞健康人群的時候發現了一個特殊的現象：同樣是以久坐為主，但是少林僧人卻很少有脊椎問題。我們調查訪問了100人，其中僧人和辦公室人員各占一半，通過對他們的健康狀況進行分析比較，得出以下結論：50名辦公室人員每天的辦公室工作在7小時以上，頸椎病、腰肌勞損的發病率每年在40%以上，經常發生頸肩部不適的占其中的45%以上，主動到醫院就診檢查求治者更是達到20%以上，腰腿痛的發病率則更高。而少林僧人每天坐禪10小時，出現頸肩部不適的只占8%，發生脊椎病症的機率不到10%，就診的小於2%，幾乎可以忽略不計。經常發生腰腿痛的占13%（除急性扭傷），以腰腿痛為主訴就診的小於4%。顯然，與辦公人員比

較，少林僧人脊椎疾病的發病率明顯偏低。

　　那麼，少林僧人的脊椎為什麼不易有問題？因為他們掌握了脊椎健康秘訣——動靜結合，正骨柔筋。

　　首先是生活方式。早上5點起床，上殿誦經，6點開始齋飯，齋飯以後，有條不紊地開始各自的工作與練功，練功中的筋脈或骨骼的錯位，由年長的僧人進行正骨柔筋治療，很快就會恢復。長期坐禪的僧人坐完禪後或者是坐禪之前就練習了正脊養生功法，尤其是少林八段錦和少林易筋經，所以少林僧人基本上不存在脊椎疾病。晚上6點齋飯後再禪定，8點後入靜休息，真正做到日出而作，日落而息。

　　其次，是他們與世無爭的心態，置身於山水之間，心態調整到無欲無求。

　　可以說動靜結合的生活方式，筋脈骨骼移位後能得到正確及時的處理是少林僧人的身體與脊椎保持健康不病的基礎。

　　下面，就一起來看一看養護少林僧人脊椎的少林秘訣吧。

中國最古老的脊椎鍛鍊功法——五禽戲

在中國的歷史長河中湧現出了很多名醫，其中有一位被稱為「外科之父」「麻醉學之父」「導引養生功法之父」，他就是與董奉、張仲景並稱為「建安三神醫」的名醫華佗。華佗少時曾在外遊學，行醫足跡遍及安徽、河南、山東、江蘇等地，一心鑽研醫術而不求仕途。後人多用神醫華佗稱呼他，又以「華佗再世」「元化重生」稱譽有傑出醫術的醫師。華佗根據前人研究所倡導的，模仿虎、鹿、熊、猿、鳥五種動物的神態和動作來強身健體的一種導引養生功法，叫作五禽戲。五禽戲是中國民間廣為流傳的、也是流傳時間最長的健身方法之一，又稱「五禽操」「五禽氣功」「百步汗戲」等。據傳華佗的徒弟吳普依法鍛鍊，活到90多歲依然耳不聾，眼不花，牙齒完好。

現代醫學研究也證明，作為一種醫療體操，五禽戲不僅使人體的肌肉和關節得以舒展，而且有益於提高肺與心臟功能，改善心肌供氧量，提高心肌排血力，促進組織器官的正常發育。作為中國最早的具有完整功法的仿生醫療健身體操，五禽戲也是歷代宮廷重視的體育運動之一。經常鍛鍊五禽戲不僅可以行氣活血，舒筋活絡，防治疾病，而且對於脊椎的養護與康復有非常好的作用，堪稱中國脊椎鍛鍊最古老的功法。

下面就來看一下五禽戲對於脊椎鍛鍊的神奇作用。

虎戲

1. 虎舉

本動作類似於八段錦的第一個動作「雙手托天理三焦」，可以有效調理三焦（中醫學中的六腑之一）之氣，上提肩胛骨以及頸肩部肌肉，因長期伏案工作而經常僵硬的頸肩部肌肉得到有效牽拉；頭部向上昂起，可使頸部後側肌肉得到有效舒緩，可以有效地預防頸椎病的發生，同時對於頸椎病的復健訓練意義也非常大。

2. 虎撲

本動作是在體前屈時儘量延伸脊椎，要領是要抬頭、塌腰、尾閭（尾椎）上翹，兩手儘量前撲。本動作在前舉上肢的基礎上，探膀彎腰，由於抬頭的關係，使腰背部的肌肉在不受傷害的基礎上得到有效的牽拉，可以有效防止肌肉痙攣，減少腰痛的發生。

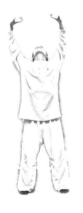
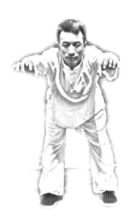

虎舉　　　　　　　　　　　　虎撲

鹿戲

1. 鹿抵

　　本動作模仿小鹿用「鹿角」相互磨抵嬉戲的動作，其動作實質是脊椎的側屈加回旋，同時使異側骨盆前傾內收。在重心前移成弓步時（注意弓步狀態，膝關節不要超過腳尖，以免對膝關節造成損傷），膝關節前頂使得骨盆成前傾內收姿勢固定，然後轉腰、轉頭，同時脊椎側屈，形成對一側臟腑的按摩和對側脊椎旁豎脊肌的牽拉拔長。經常練習，肌肉就會養成習慣，不至於在忽然做轉腰動作時造成扭傷，長期練習還可以使我們腰部的脂肪大量消耗，有益於縮減腰圍，保持苗條身材。

2. 鹿奔

　　本動作的整個運動是脊椎由伸到屈、再由屈到伸的過程。弓步屈手腕時，脊椎處於自然放鬆狀態；重心後移、脊椎後弓時，整個身體由伸膝、扣髖（骨盆盡力前傾）、弓腰（腰椎屈）、含胸（胸椎屈）、扣肩，再兩臂內旋把腰背的力量傳至手指尖，使整個脊椎得到充分的伸展和拔長，尤其能刺激肩胛骨周圍的肌肉群。

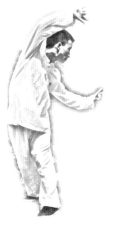

鹿抵

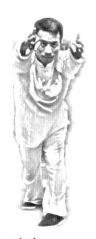

鹿奔

熊戲

1. 熊運

從兩腳左右開立的預備姿勢開始，兩手握空拳成「熊掌」放在下腹部，微屈膝、斂臀（骨盆前傾）、鬆腰（腰椎微屈）、含胸（胸椎屈）、低頭（頸椎屈）看手，身體重心放在預備姿勢的重心垂直線上（身體中正，重心點微下移，身體不能前後傾斜）。然後，脊椎屈時加側屈，即前屈加側屈的組合動作。上動不停（上體晃動），再做伸脊椎的動作，這時骨盆後傾，變成脊椎側屈動作。上動不停，骨盆後傾，同時配合伸脊椎動作。而後，側屈脊椎，做側屈加前屈動作，骨盆配合脊椎運動由後傾至前傾（即尾閭前上卷）。上動不停，脊椎恢復至屈脊椎狀態。整個運轉過程中，兩手在脊椎運動的帶動下，從肚臍下的起點到一側髖骨上角，到肚臍上，再到另一側髖骨上角，最後回到肚臍下的起點。長期練習可以健脾胃、助消化、消食滯、活關節。「熊運」的整個動作是脊椎的組合運動過程，其要領是依靠脊椎的運動帶動兩手圍繞肚臍劃立圓，要求動作緩慢圓潤，不過度用力。

2. 熊晃

「熊晃」的動作較為複雜，是初學者感到較難掌握的動作。這個動作不僅有脊椎的屈伸回旋，還有重心的前後移動，考驗上下肢與軀幹運動的整體協調能力。「熊晃」中的提髖動作是單腿站立的脊椎側屈動作，要注意骨盆側傾與脊椎側屈的相互配合。然後膝關節屈膝前領，骨盆前傾，脊椎回復到伸直狀態。重心前移，落步踏實。上動不停，重心微前移，同時回轉脊椎帶動肩、手臂前靠。重心邊後移，脊椎前屈加側屈形成對一側臟腑的按摩。重心繼續後移，脊椎邊回轉、邊伸直，依靠脊椎的回轉帶動兩臂前後自然擺動。上動不停，重心再由後向前移動，脊椎前屈加側屈形成對另一側臟腑的按摩，而後，脊椎邊伸直、邊回轉，同樣是依靠脊椎回轉帶動兩臂前後擺動。做這個動作一定要各個關節圓潤協調，才能達到鍛鍊的效果。

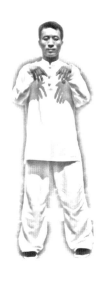
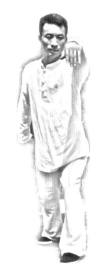

熊運　　　　　　　　　　　熊晃

 猿戲

1. 猿提

「猿提」動作較為簡單，頭頂百會上領，提踵、提肛、聳肩三個動作一氣呵成，使得身體重心在直立姿勢時的重心垂線上面向上移動，然後屈胸椎、兩肩內扣。猿戲中的猿提動作遵循「提吸落呼」的呼吸方式，身體上提時吸氣，放鬆回落時呼氣。上提時吸氣縮胸，全身團緊；下落時放鬆呼氣，舒展胸廓，這組動作有助於增強心肺功能，緩解氣短、氣喘等症狀。同時對肩胛骨內側的菱形肌有效地進行刺激，可以有效改善臨床上胸椎小關節紊亂所造成的後背疼痛酸脹。

2. 猿摘

「猿摘」要注意以脊椎的轉動帶動手臂，在成丁步轉頭看桃時，收手收腳在脊椎回轉的帶動下同時完成，從蹲步到前仰步達到整體的協調一致。本式動作舒展大方，通過練習能夠有效地對於肩頸部肌肉進行舒緩，同時還對腰背部肌肉進行動態的牽拉，防止腰肌勞損的發生意義明確。

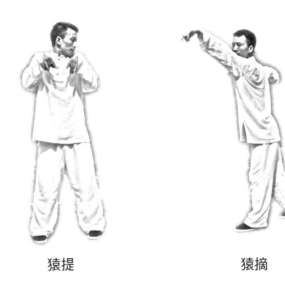

猿提　　　　　　　　　　猿摘

 鳥戲

1. 鳥伸

「鳥伸」是脊椎由屈到伸、再由伸到屈的過程。由兩腳開立開始，微屈膝下蹲，兩手在腹前相疊，這時屈脊椎，同時骨盆前傾；然後，伸膝、伸髖（骨盆後傾）、伸腰（腰椎伸）、挺胸（胸椎伸）、抬頭（頸椎伸），同時兩肩展開、兩肩胛骨內靠，形成以頭和後伸的腳為端點的整個身體向後的弓形。隨後，屈膝、屈髖（骨盆前傾）、鬆腰（腰椎屈）、含胸（胸椎屈）、低頭，回復到兩手腹前相疊的屈膝微蹲動作。

2. 鳥飛

「鳥飛」動作以兩臂的大開大合模仿鳥的翅膀飛翔的動作，兩臂的開、合要依靠脊椎伸、屈來帶動。兩臂上舉時，伸膝、伸髖、伸脊椎；兩臂下落時，屈膝、屈髖、屈脊椎。練鳥戲時，動作輕翔舒展，可調達氣血，疏通經絡，祛風散寒，活動筋骨關節，預防夏季關節炎的發生，而且還能增強免疫力。同時由於是單腿直立，要保持身體平衡的話需要有效調動脊椎周圍的核心肌力，長期堅持練習會對脊椎有

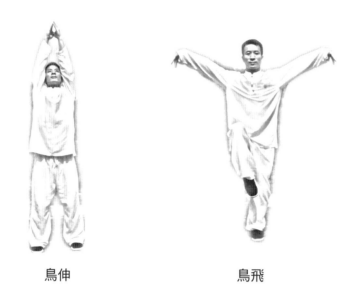

鳥伸　　　　　　　　　鳥飛

很好的養護作用。

　　從上述的簡要分析可以看出，五禽戲模仿虎之威猛、鹿之安詳、熊之沉穩、猿之靈巧、鳥之輕捷以鍛鍊身體，可增強體力、行氣活血、舒筋活絡，也可用於慢性病的康復治療。一般可練全套，也可選練其中的1～2節。如虎戲可醒腦提神、強壯筋骨。鹿戲可明目聰耳、舒筋和絡、潤滑關節。熊戲可健腰膝、消脹滿。猿戲可提高人體對外界反應的靈敏度，還可防治腰脊痛。鳥戲可增強呼吸機能，提高人體平衡能力，集中鍛鍊脊椎深層肌肉群。在練習的過程中，重視脊椎運動，深刻認識功法內涵，將有助於提高練功效果，同時在臨床復健訓練中，也能針對特定疾病進行練習。

易筋經是鍛鍊脊椎的最好功法

　　易筋經是中國古代流傳下來的一種以變易筋骨、強身健體為目的的健身功法，相傳為中國禪宗初祖達摩所創。少林寺僧侶曾對其進行改編，逐漸適用於基礎層面的健身到高層次搏擊的功法訓練。易筋經完善於唐宋，自明代開始在社會上廣泛流傳，在中國傳統健身運動中佔有重要位置。其中「易」是改變、運動、變化的意思。「筋」，是人身之筋絡，大概包括血管、神經、肌肉、韌帶、肌腱等組織，另有一種說法是十二經絡當中的經筋。「經」，則指可以傳世的經典性著作。故易筋經是指最具代表性的變易筋絡方法。通過易筋經的長期練習，可使人身體發生質的變化，身體由弱變強，再由強變得更加剛健。它的主要特點是動靜結合，內靜以收心調息，外動以強筋壯骨，可以有效改善人體的內臟功能，推遲衰老，甚至達到返老還童的神奇效果。

　　如果結合現代解剖學和運動治療學原理來解析，易筋經其實就是一套非常有效的脊椎保健操，能夠強化身體深層肌肉，幫助緩解和修複頸肩腰腿痛等問題。

　　在歐美很多物理治療師、復健師對易筋經等中國武術都非常醉心，他們認為裡面暗含著建立良好發力策略的諸多密碼，運用這些密碼能夠讓人更有效率、更安全的運動、生活。

　　易筋經的基本姿勢都符合人體解剖的中立位，從醫學角度上來說在中立位上做運動是最安全的。此外，易筋經中的大多招式是在伸展狀態下做動作，其實就是一種肌肉的離心訓練，而肌肉的離心訓練被現代運動科學認為是增加肌肉力量最值得關注的運動模式，這種讓肌肉邊拉長、邊收縮的運動，能非常有效地提高肌肉控制力和耐力。

　　下面就來學習一下簡易版的少林易筋經，看看它對脊椎的養護作用。（因為篇

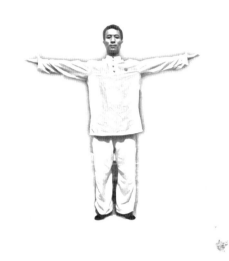
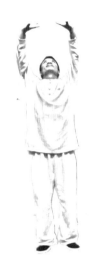

韋陀獻杵第二式 　　　　　　　　　韋陀獻杵第三式

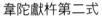 **第四式：摘星換斗式**

　　動作：左腳實，右腳虛。左掌回收於背後，掌心朝下，盡力下按；同時扭項，目視右掌。式定後要氣布胸際，深長鼻吸，約靜立半分鐘。

　　功解：本式動作有效刺激手少陰心經經筋。轉動時髖部帶動身體整個平面轉，髖部、肩膀水平，能夠鍛鍊胸腰段的深層肌肉，並強化臀部肌肉，緩解腰椎壓力。站起後上抬手的手肘與肩膀齊平，脊椎中正，不傾向某一側，肩胛骨向中間收，扭轉頭部時會感覺到頸部胸鎖乳突肌拉伸，並且鍛鍊頭頸部深層的回旋穩定肌群，對頸椎問題有改善作用。虛步的動作在標準的狀態下能刺激支撐腿的股四頭肌。

第五式：倒拽九牛尾式

　　動作：右腳跨前一步，成右弓步，同時右掌從體後向體前變握拳，翻腕上抬，

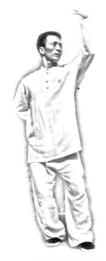
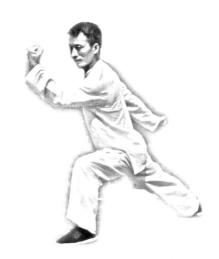

摘星換式　　　　　　　　　倒拽九牛尾式

拳心朝上停於面前。左掌順式變拳，拳心朝上停於體後，兩肘皆微屈；力在雙膀，目視右拳。左式與右式相反。式定後約靜立半分鐘。

　　功解：本式動作有效刺激足太陰脾經經筋，通過腰部扭轉有效刺

　　激背部夾脊穴。膝蓋、腳尖保持同一個方向，不塌腰頂臗，內收時要感覺到身體以脊椎為軸夾緊。膝蓋整個過程不受力，只有大腿前側和內側、臀部受力。這個動作能夠激活臀部深層肌肉，從而緩解腰椎的壓力，對於退行性膝關節炎的緩解效果明顯。弓步的狀態也會有效刺激髂腰肌，有助於改善下交叉綜合症。

🌀 第六式：出爪亮翅式

　　動作：左腿蹬力，提左腳落於右腳內側成立正姿勢；同時雙拳回收於腰際，拳心朝上，繼而鼻吸氣，挺身，怒目，雙拳變立掌，向體前推出，掌心朝前，掌根盡力外挺；然後鼻呼氣，雙掌再變握拳，從原路回收於腰際，拳心向上；再鼻吸氣，

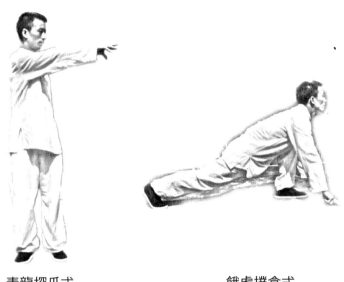

青龍探爪式　　　　　　　　　餓虎撲食式

第十式：餓虎撲食式

動作：雙拳停於腰際。右腳向前邁一大步。左腳跟掀起，腳尖著地，成右弓步；同時俯身、拔脊、塌腰、昂頭；兩臂於體前垂直，兩掌十指撐地，意在指尖。凡動作相反，為左右互換，式定後約靜立半分鐘。

功解：本式動作有效刺激足陽明胃經經筋。通過下蹲動作對於胃腸部位進行擠壓，可以有效產生按摩胃腸的作用，同時前後腳站立，可以有效對股四頭肌、股二頭肌、半腱肌、半膜肌進行良性牽張。此外，在做本動作的時候，脊椎反向彎曲，能夠有效鍛鍊豎脊肌。

第十一式：打躬式

動作：上右足平行於左足內側，距離約與肩寬；然後變為弓腰、垂脊、挺膝。

234

頭部探於胯下，同時兩肘用力，兩掌夾抱後腦，兩掌心掩塞兩耳，意在雙肘尖。式定後隨意停留片刻。

功解：本式動作有效刺激足太陽膀胱經經筋。足太陽膀胱經是人體的藩籬，產生裡外驅邪的作用，所有臟腑的背部表現區域都位於膀胱經的背俞穴上。本動作可以有效對整體脊椎進行牽拉，特別是對坐骨神經所在區域進行牽拉，真正表現出來「筋長一寸，壽延十年」的感覺，可有效促進任督二脈的通暢。

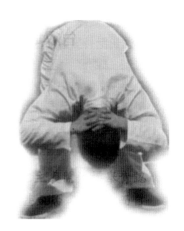

打躬式

第十二式：掉尾式

動作：順呼吸，挺膝，十趾尖著地，兩手下落，微屈，兩掌相附，手心拒地；同時瞪目視鼻准，昂頭，塌腰垂脊，凝神益志，意存丹田。式定後腳跟落地，再掀起，三次後即伸膀挺肘一次；共腳跟頓地21次，伸膀7次；然後起立，成立正姿勢。

功解：本式動作有效刺激足厥陰肝經經筋。腎主骨，肝主筋。本式動作的鍛鍊是在上一個動作的基礎上進一步的深化，能夠有效刺激到整體的脊椎。尤其是向左向右的掉尾（搖擺）動作，在牽張脊椎的同時對於肝

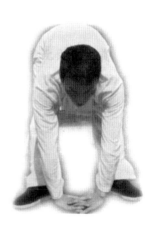

掉尾式

膽經的牽拉也非常明顯，尤其適合於現在應酬比較多的人群練習，注意在練習中注意安全，不要跌倒。如果説易筋經是治療強直性脊椎炎的重要方法之一，那麼「掉尾勢」是治療該病的一件利器，即使對於普通人群，進行該式訓練也會有效防止脊椎疾病的發生。

少有關職場人士身心憔悴時還要去健身房鍛鍊身體而導致猝死的事情。對於工作繁忙者，應該多多提倡適宜的有氧運動，如散步、慢跑、舞蹈、瑜伽、太極拳、伸展運動等，能夠調節身心並促進健康。

立威儀

　　佛家講究立如松：非時不住或住時，隨所住處常念供養、讚歎經法，廣為人說，思惟經義，如法而住也。立，經典中又作「住」，即是站立、住立。佛教中立威儀所要求的「立如松」，即站立時，應如松樹般地安穩，不可輕率扭斜或身體抖動，頭項正直、全身挺拔，避免低著頭、含腹垮腰，並心存正念，如此方具威儀之相。另外經典中所說的「可住知住」，是說可立則立、當立能善立，避免不善巧的有害之立與時間、場合上不必要之立。

　　學會如何正確去站，都能把站變成功夫，比如中國武術的基本功——站樁，站幾個小時不但沒有疲勞之感，反而會覺得精力倍增功夫上漲，但是如果這個站是被動的，長期站立就會造成一系列損傷，導致下肢酸脹、乏力，踝部、足背可出現水腫，甚至常年下來形成靜脈曲張，這一點在軍人、推銷員、教師當中比較常見。所以對從事長期站立工作的人員，我的建議還是找到好的老師學會如何正確去站，當感覺疲勞時可兩條腿輪流支撐全身重量，也可以踮起腳後跟一起一落地活動一下，每晚睡前用熱水泡腳或做腿部按摩。

坐威儀

　　佛家講究坐如鐘：跏趺晏坐，諦觀實相，永絕緣慮，澄湛虛寂，端肅威儀，如法而坐也。坐於任何可坐之處即為坐。佛教中坐威儀所要求的「坐如鐘」，是說坐時應將精神統一、身心放鬆。由後觀之，仿如大鐘一般穩定。上身端正、下盤

穩固，避免歪頭垂頭、前俯後仰、東倒西歪、倚牆靠柱、蹺腿抖腿。當心存正念而坐，觀照自心，如此之坐，具威儀之相。另經典中說的「可坐知坐」，是說可坐則坐、當坐能善坐，避免不善巧的有害之坐與時間、場合上不必要之坐。

　　中醫講久坐傷肉，就是說長久保持坐的狀態會使身體的肌肉肌腱韌帶失去活性，又因為姿勢的不正確，從而使脊椎發生種種病變，比如長期低頭造成頸椎病的發生，久坐不動導致腰肌勞損，經常不運動忽然間發力動作或者做爬山、久行等動作從而誘發腰椎間盤突出症等發生。久坐者因缺乏全身運動，會使胃腸蠕動減弱、消化液分泌減少，日久就會出現食欲不振、消化不良以及胃腹飽脹等症狀，也會使脂肪堆積在下腹部和腰背部，導致局部肥胖；有時還會引起便秘、痔瘡與壓瘡；久坐者還容易得前列腺炎，長期久坐者患此病高達30%。長期靜坐操作電腦還容易出現各種眼病，如眼睛乾澀、發癢、灼痛、畏光、視覺模糊和視力下降，有的人還感到頭暈、頭疼，這在醫學上稱為電腦視覺綜合症。還有，經常使用電腦時，手腕關節因過度勞累，比較容易患「滑鼠手」，主要表現為腕部肌肉和關節、食指和中指僵硬疼痛、麻木及拇指肌肉無力感。

臥威儀

　　佛家講究臥如弓：非時不臥，為調攝身心，或暫時的臥，則右　晏安，不忘正念，心無昏亂，如法而臥也。臥，指全身躺臥。佛教中臥威儀所要求的「臥如弓」，是說臥時右側，上身挺直，兩腿相累稍曲，是為「吉祥臥」，並注意避免扭身睡、半坐半臥睡。又《摩訶僧祇律》卷三十五謂不得阿修羅臥（仰臥）、餓鬼臥（伏臥）、貪欲人臥（左側臥），而只許右側臥，但惡眠而於不自覺間翻動者及老病者、右脅癰瘡者則屬例外；《十誦律》卷四十五則謂不得在燈明中臥，無病者不得隨意晝臥；《大比丘三千威儀》卷上說不得向壁臥。另外經典中說的「可臥知臥」，是說可臥則臥、當臥能善臥，避免不善巧的有害之臥與時間、場合上不必要之臥。

看起來很簡單，但要想達到鍛鍊的效果是不是還有什麼竅門呢？下面，我再從細節處講講站樁功，希望能對各位有所幫助。

1. 頭頸部調整——頭頂如繩吊，隔牆看風景

頭頂如繩吊，下顎夾鵝蛋：意識當中好像下肢懸空，身體僅僅被一條線懸著。就像頭部百會穴有一縷頭髮，想像頭頂向內收縮。

下顎微收，如同夾住一個鵝蛋，用力適度。整體頭部轉動輕靈，不對頸椎產生額外的壓力，這樣頸椎也就自然保持了最佳的角度。

脖子微梗起，隔牆看風景：感覺後頸貼在衣領上，頭頸不可過分用力，否則就「僵」了。整體上的感覺就好像站在牆這邊伸長脖子探著腰看牆那邊，這時用手觸摸頸後的凹溝，會發現它因肌腱拉緊而鼓平。

眼觀鼻、鼻觀口、口觀心：兩目睜開向前平視、半開半閉或閉目均可，但兩眼睜開時，散線視覺內斂於鼻尖，至口至心，這就是所謂的眼觀鼻、鼻觀口、口觀心。

舌抵齒齦，呆若木雞：牙齒像咬著一根牛筋，但不能咬斷，舌微上卷，抵住上齒齦部位，不能太用力，在這種狀態下口腔內的唾液會增多，將其慢慢下嚥，並隨其勢向丹田處布氣。

面容講究呆若木雞，但也不用像有些書所講的面帶微笑，因為這樣會帶動面部肌肉收縮，導致身體不能有效放鬆。

鎖骨要齊平：要有意識地保持鎖骨向兩側自然下垂，這個要領甚為關鍵，實為少林功法秘傳。為什麼呢？大家不妨做個試驗：舉臂或踢腿，再用手觸摸鎖骨處，常人的鎖骨和其周圍的肌腱都會隨動作而浮上，只要鎖骨上浮，就會出現聳肩和胸部發緊、氣向上浮的現象。這樣就無法做到真正的放鬆，整個動作就失去了大半的意義。

2. 肩部調整——肩胛骨下降放寬

很多老師講鬆肩是練功的訣竅，其實並不確切，因為上肢的根節不是肩部而是肩胛骨，只有肩胛骨下降放寬才能真正做到肩放鬆，同時有利於脊椎控制上肢的運

動。

　　肩胛骨下降的同時胸部須向下鬆沉，不同於傳統拳術中的含胸的模糊概念，這一要領的目的不僅是為了保持胸窩的鬆軟，更重要的是約束胸廓運動，加強心臟彈力，保證在運動條件下五臟位置合適，以符合心為君主之官的要求。

3. 脊椎調整 —— 伸長脖子拉長腰，整個脊椎像彈簧

　　伸長脖子拉長腰：脊椎是人體最重要的運動中樞，矯正脊椎就是矯正脊椎後天形成的四個生理彎曲，使之成為大椎上拔、尾閭下沉、背部後靠的後繃形態，感覺如同「隔牆視彼物，牛拉重車行」，伸長脖子拉長腰。

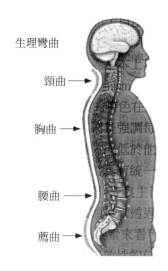

生理彎曲

頸曲 →

胸曲 →

腰曲 →

薦曲 →

　　命門頂起：另外一個重要之處就是命門頂起。正常人的腰椎有一個內向的生理曲線，用手一摸便知，站樁狀態中，就要將這個生理曲線拉直、填平。具體方法就是在尾椎內扣下坐同時，命門穴有意識向後頂起，可以這麼體驗一下：整個後背貼在牆上，然後將後腰凹陷處也向後頂起，貼在牆上的感覺。這裡要注意一點，就是命門頂起能夠將後腰彎曲處自然填平即可，不要刻意、過分地向後頂，否則會造成駝背、折腹，這就是錯誤的樁態。

金雞獨立對於脊椎和身心的益處

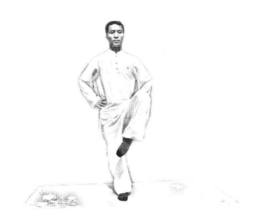

金雞獨立

　　我近幾年在全國乃至全球各地演講的時候發現，與聽講者在演講中互動最受歡迎，產生的後續效果也很明顯。其中我經常慣用的一招是用「金雞獨立」來測量人們的平衡能力，好玩又有趣，記憶深刻。

　　不賣關子了，下面大家就像在現場一樣跟我一起練習：用右腳踩地，另一隻腿抬起，雙手自然扶於腰間，閉上眼睛。抬起的那隻腳可以抬高或者放低，但不能與支撐腳接觸；記錄從開始到結束的時間，支撐腳移位或者抬起的那隻腳接觸到地面就算結束；進行2次測試，把較長的一次時間記錄下來，這期間可以變換支撐腳。一般情況下，男性堅持時間在4秒以下，女性在3秒以下的就要加強平衡力的訓練了。您如果能保持15秒鐘以上，那就是比較標準的狀態，否則也有早衰的傾向。在教學的過程中發現很多練習者剛開始站立就開始搖搖晃晃，有些竭力不想將腳掉下來，所以身子東扭西扭，大家樂得不得了，很多人說：「原來覺得很簡單，想不到自己

的平衡力這麼差。」「這是不是說明我提前衰老了，這可怎麼辦？」

平衡力測試表

	男性	女性
非常好	110秒以上	110秒以上
較好	38～109秒	36～10秒
標準	13～37秒	12～35秒
較低	5～12秒	4～11秒
非常不好	4秒以下	3秒以下

那麼為什麼金雞獨立時我們會站不穩呢？練習這個動作對我們的身體健康到底有什麼好處呢？且聽我慢慢道來。人體的平衡是由前庭器官來掌握的，其中眼睛收集的訊息對於前庭器官分析現在的人體狀況有重要作用，當眼睛無法收集訊息時，身體平衡就受到極大的影響。

中醫認為我們身體有病的的根本原因是陰陽失調，在人體會有各種不同的表現，其中站立平衡是一個最直接的表現形態，經常做這個姿勢最直接的好處就是保持平衡感，調節陰陽失衡。腳上有六條重要的經絡通過，通過腳的調節，虛弱的經絡就會感到酸痛，同時心能調節這條經絡對應的臟腑和它循行的部位。

腳底的湧泉穴屬腎經，腎及腎經主下肢氣血循環。金雞獨立時，注意力在腳底，氣血便向下流注，可帶走腎經的垃圾，便是強腎。氣血引向腳底（心臟遠端），可以幫助氣血循環，就像弓拉得越滿，箭射得越遠，無意間便達到了活血化瘀、除濁布清的效果。氣血向下流注可以抑制肝火旺引起的氣血上湧，自動達到由太沖泄肝火的作用。氣血向下流注還可以抑制脾失運化導致的胃經濕濁上逆，降胃經之逆，開脾經之淤塞，鍛鍊脾胃兩經。這種方法使意念集中，將人體的氣血引向足底，對於高血壓、糖尿病、頸腰椎病都有立竿見影的療效，還可以治療小腦萎縮，並可預防梅尼爾氏症、痛風等許多疾病。對於足寒症（手腳冰冷）更是效果奇特。老人身體機能衰退，平衡能力下降，在日常生活中，經常會發生不慎跌倒的情

不是只靠肺部來進行，同時橫膈膜等呼吸肌和脊椎也要緊密配合，在絕妙的平衡上才得以進行。比如駝背，胸腔與內臟受到壓迫，呼吸機能便會降低而變得氣短、氣悶。由於氣悶缺氧，有可能會連腦部或內臟的運作也跟著降低。

人們的動作質量或對錯常常被呼吸所影響，因為呼吸牽連到了脊椎和骨盆的眾多肌肉，呼吸不自然就會導致這些區域的肌肉不平衡，進而出現脊椎排列的紊亂。所以日常生活中要維持正確和自然的呼吸才能夠根本上去解決體態問題。人體的生理構造就是在面臨壓力、恐懼、威脅的時候，大腦都或多或少分泌腎上腺素與皮質醇。這類壓力激素會導致呼吸加劇，孩子感受到過度的壓力就會哭出來，因為哭可以快速擴大胸腔，滿足這種壓力變化後出現的氧氣需求量，而成年人感受到壓力時往往會刻意壓制住情緒，為了掩飾胸腔的急劇擴張就會收縮腹肌和肋間肌，而代償性用肩頸肌肉提拉胸廓來呼吸，長此以往就會導致頸椎位置變形，骨盆位置變形，四肢排列異常。

常見的呼吸方式

我們日常的呼吸的方式一般包括下列幾種，有些人會因為呼吸方式的異常而經歷著慢性頸部疼痛。

（1）喉頭呼吸：這種呼吸比較表淺，呼吸之間間隔的時間也比較短，屬於不健康的呼吸狀態，在臨床上也多見於疾病患者或者虛弱的人群。

（2）鎖骨式呼吸：吸氣時用肩膀抬高的方式，但因肺部上小下大，所以吸氣量較小，說話時用此方式呼吸較無效率。該類呼吸常會使輔助呼吸肌過於緊張。

（3）胸式呼吸：吸氣時胸部向外擴張，吸氣量居中。採用該呼吸方式胸部變化常常比較大。

（4）胸腹式呼吸：就是胸式呼吸和腹式呼吸相結合。胸肺部和腹部間有橫膈膜，若吸氣時能使用到橫膈膜，可使吸氣量更大，氣的運用較靈活。

（5）腹式丹田呼吸：腹式丹田呼吸便是透過橫膈膜下降，讓肺充滿空氣的呼吸方法。借著橫膈膜下降，空氣進入，而使腹部膨脹。接著也要進行胸式呼吸。透過擴胸再讓空氣進入胸腔，從腹部到胸腔上方都充滿空氣，背脊就會直挺，身心都會接近理想狀態，可使吸氣量大，氣吸得最深，是一種對脊椎健康比較好的呼吸方法。

 ## 呼吸訓練方法

腹式丹田呼吸可以訓練嗎？答案是肯定的。讓我們照下面的方法做一做。

1. 全身放鬆

臥位下全身放鬆：患者安靜仰臥，頭、膝部和上肢用枕頭支撐，面向上方，眼睛輕閉或半睜。全身放鬆，意識集中在腹部，慢慢地呼吸至少10分鐘，以進入半睡眠狀態為好。

椅子坐位放鬆：坐在椅子上，前臂置於大腿上，用手肘支撐身體，手腕自然放鬆下垂，兩膝稍分開。也可後背靠著椅背，臀部稍向前，呈圓背，重要的是肩和上肢放鬆（下垂），下顎不上仰，兩膝稍分開，同樣意識也集中在腹部，慢慢地安靜呼吸。

椅後依靠放鬆：患者坐在非常柔軟舒適的有扶手的椅子或沙發上，頭稍後靠於椅或沙發背上，完全放鬆5～15分鐘。

前傾依靠放鬆：患者坐於桌前或床前，桌上或床上放置兩床疊好的被子或四個枕頭。患者兩臂置於棉被或枕頭下以固定肩帶並放鬆肩帶肌群，頭靠於被上或枕上放鬆頸肌。前傾位還可降低腹肌張力，使腹肌在吸氣時容易隆起，有助於腹式呼吸模式的建立。

立位放鬆：雙足稍分開，離牆約30公分，臀部抵牆，上身稍前傾，上肢下垂放鬆。自由站立，兩手指互握置於身後並稍向下拉以固定肩帶，同時身體稍前傾以放

5. 第五招：上下法

此動作可伸展下巴到頸部的肌肉，讓呼吸更舒暢。

步驟一：雙腳併攏，身體略微前傾，一邊吐氣，同時將雙手手臂交叉、腹部內縮。

步驟二：右腳前踏一步，雙手向上將手臂外翻，抬頭向上並擴胸深深吸氣。再收右腿回步驟一，接著換左腳，每踏一步算1次，共做10次。

6. 第六招：扭轉法

扭腰時，上半身儘量保持不動，提升腹部的力量，讓呼吸更有力。

步驟一：雙腳張開與肩膀同寬，雙手手臂向上伸直，十指交握反手向上，一邊將身體往上拉、一邊吸氣。

步驟二：保持上半身不動，利用腰部力量，下半身向左繞4圈，同時吐氣。完成後回到步驟一動作，接著向右繞4圈，左右需各進行2次。

Note